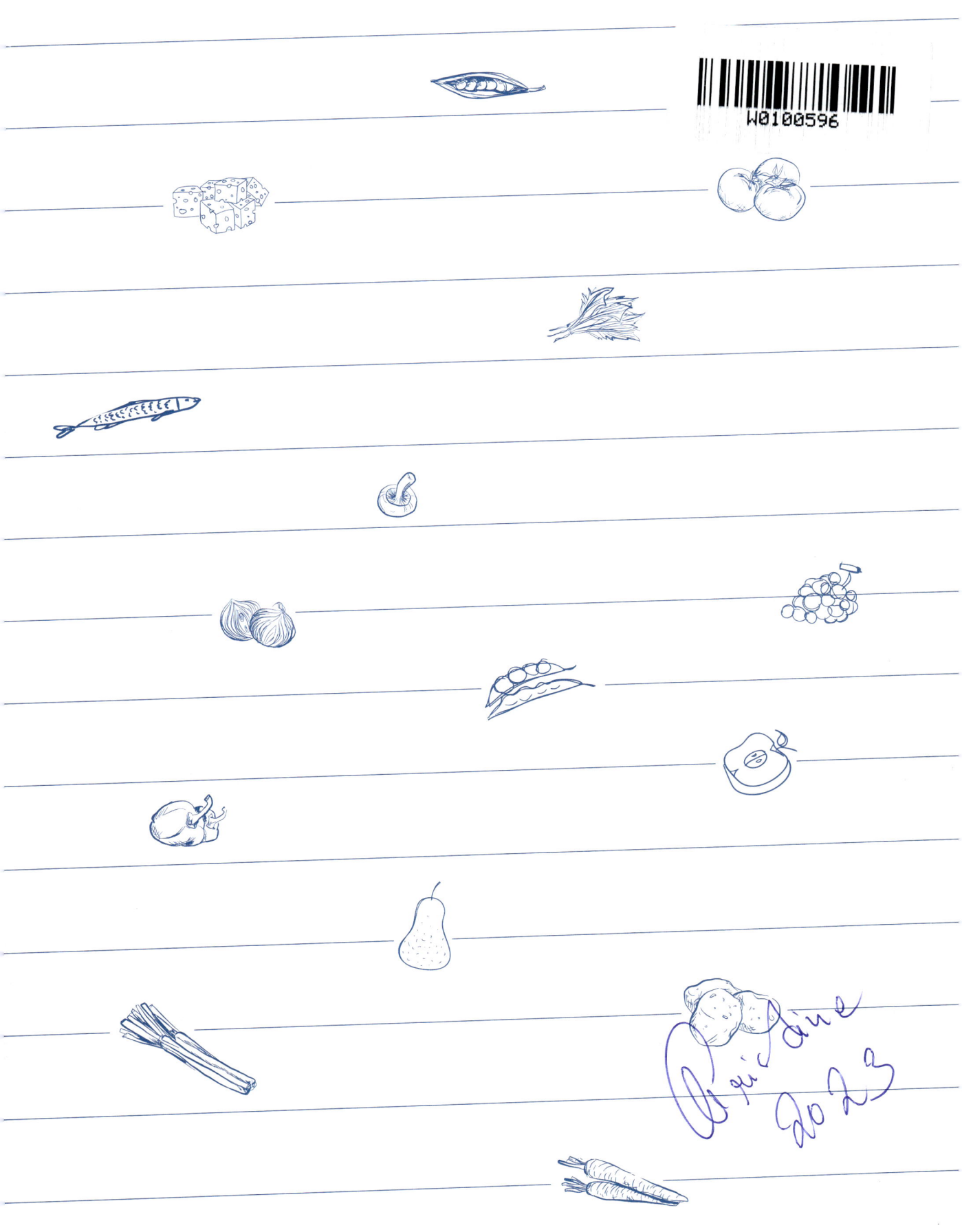

Dr. med. Ingrid Heiller   Dr. med. Alexander Klaus   Dr. med. Brigitte Erlacher   Dr. med. Christine Tretter

Die Abnehm-Docs

Aus Gründen der besseren Lesbarkeit haben wir weitgehend darauf verzichtet, geschlechtsspezifische Formulierungen zu verwenden. Soweit personenbezogene Bezeichnungen nur in männlicher Form angeführt sind, beziehen sie sich auf Männer und Frauen in gleicher Weise.

Bildnachweis:
AdobeStock: S. 40 (Philipphoto), 72 (o., aleksandra_1981 – Fotolia); APA - Austria Presse Agentur eG: S. 107; Peter Barci: S. 108, 119; BHS Wien: S. 8, 95; Dreamstime.com: S. 72 (u., Svanhorn4245); Getty Images: S. 13 (Georgjason), 15 (Useng), 23 (Funwithfood), 26, 27 (Grafiken Extraplan unter Verwendung von EgudinKa), 37 (Anchiy), 38 (Kontrec), 44 (Alonzodesign), 50 (Whiteway), 71 (Kazoka30), 73 (Mokeybusinessimages), 74 (Nevwannyart), 78 (iStock), 82–85 (WeArt), 97 (Andegro4K), 98 (o. + u. Grafiken Extraplan unter Verwendung von Bearsky23), 103 (Simmosimosa), 104 (Camij), 111 (Plateresca), 113 (Goodmoments), 125 (Bartoks Luczak), 133 (Flyfloor), 139 (Mariha-kitchen) ; Alek Kawka: Umschlag Vorder-/Rückseite, S. 48, 51, 57–65, 70, 79, 140, 141 (o. + u.); Christine Tretter: S. 141 (Mitte o.); Bettina Tschinder: S. 141 (Mitte u.)

STYRIA
BUCHVERLAGE

© 2019 by Kneipp Verlag Wien
in der Verlagsgruppe Styria GmbH & Co KG
Wien – Graz
Alle Rechte vorbehalten.
ISBN 978-3-7088-0752-2

Bücher aus der Verlagsgruppe Styria gibt es
in jeder Buchhandlung und im Online-Shop
www.styriabooks.at

Covergestaltung: Emanuel Mauthe
Layout und Buchgestaltung: Birgit Mayer
Lektorat: Motto Verlagsservice, Wien

Druck und Bindung: FLORJANČIČ TISK d.o.o.
Printed in the EU

7 6 5 4 3 2 1

Dr. med. Ingrid Heiller   Dr. med. Alexander Klaus   Dr. med. Brigitte Erlacher   Dr. med. Christine Tretter

Die Abnehm-Docs

Nachhaltig und gesund abnehmen
mit den Profis

Weitere Autoren:
**Mag. Eva Maria Berger, Anna Antonia Moor,
Bettina Tschinder** und **Renate Wochner-Bauer**

Termine:
- x 23. – 06. Dez. 23' Weihn.
- ⊗ 5. – 11. Feb. 24 Energief.
- x 23. – 01. ~~März~~ 24 Ostern
  April
- 1. Juli – 12. August Sommer.

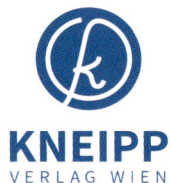

KNEIPP
VERLAG WIEN

Inhalt

Wenn Dicksein krank macht — 7
Das Adipositas-Zentrum im Barmherzige Schwestern Krankenhaus Wien
Vorwort der Abnehm-Docs

Das richtige Körpergewicht macht gesund und schön — 11
Was Übergewicht für den Körper bedeutet
Brigitte Erlacher · Christine Tretter

Elend wird vergessen, gibt's nur was zu essen — 19
Psychologische Aspekte des gesteigerten Essverhaltens
Christine Tretter

So klappt die Lebensstiländerung — 41
Neustart mit oder ohne Unterstützung
Brigitte Erlacher

Darling, ich bin im Studio — 49
Wie viel Bewegung wirklich guttut
Ingrid Heiller

Work-out für Einsteiger — 56
Regelmäßiges Training leicht gemacht
Ingrid Heiller

Essen, aber richtig 66
Acht Schritte zur gesunden Ernährung
Brigitte Erlacher · Bettina Tschinder

Ich brauche keine Diät 80
Warum Hungerkuren langfristig nicht erfolgreich sind
Anna Antonia Moor

Mit kleinen Schritten zum Erfolg 87
Wahrnehmen · Verstehen · Verändern
Renate Wochner-Bauer · Eva Maria Berger

Was hilft, wenn nichts mehr geht 94
Die Übergewichtschirurgie
Alexander Klaus

Du bist, was du isst 101
Was »Ernährungsökologie« bedeutet
Christine Tretter

Die Freude am Selberkochen 109
Rezepte für den Alltag
Bettina Tschinder · Anna Antonia Moor

Biografien 140
Quellen und weiterführende Literatur 142

Wenn Dicksein krank macht

Das Adipositas-Zentrum im Barmherzige Schwestern Krankenhaus Wien

Menschen mit krankhaftem Übergewicht benötigen eine auf ihre persönlichen Bedürfnisse abgestimmte Behandlung. Das Adipositas-Zentrum im Barmherzige Schwestern Krankenhaus in Wien Mariahilf, einem Unternehmen der Vinzenz Gruppe, bietet individuelle Beratung sowie umfassende und individuell auf die jeweiligen Bedürfnisse abgestimmte Behandlungsmöglichkeiten. Diese reichen von der konservativen Therapie über die »Coping School« bis zur Operation. Das Zentrum richtet sich dabei an adipöse Erwachsene.

Das Krankenhaus ist speziell für die Bedürfnisse von stark übergewichtigen bzw. adipösen Patienten ausgestattet – das reicht von Schwergewichtsstühlen in den Wartebereichen über ein für Schwergewichtige geeignetes Gerät für die Computertomografie, entsprechenden Waagen und Operationstischen bis hin zu einer ausreichend großen Anzahl von Patientenhemden in Übergrößen. Auch die Medizin ist auf schwergewichtige Menschen spezialisiert – sei es von der Diätberatung bis zur Narkoseführung, von der Klinischen Psychologie bis zur Nachsorge nach einer Adipositasoperation.

Für die Behandlung der Adipositas arbeiten im Adipositas-Zentrum die Expertinnen und Experten aus verschiedenen medizinischen Fachrichtungen und Berufen wie Innere Medizin, Chirurgie, Anästhesie, Diätologie, Psychologie, Radiologie, Physikalische Therapie und spezialisierte Pflege fächerübergreifend eng zusammen. »Die enge Zusammenarbeit der verschiedenen Fachrichtungen im Haus ermöglicht eine vielfältige Sichtweise. So können wir die optimale Therapie zusammenstellen«, bringt es Prim. Univ.-Prof. Mag. Dr. Alexander Klaus, Gründer des Adipositas-

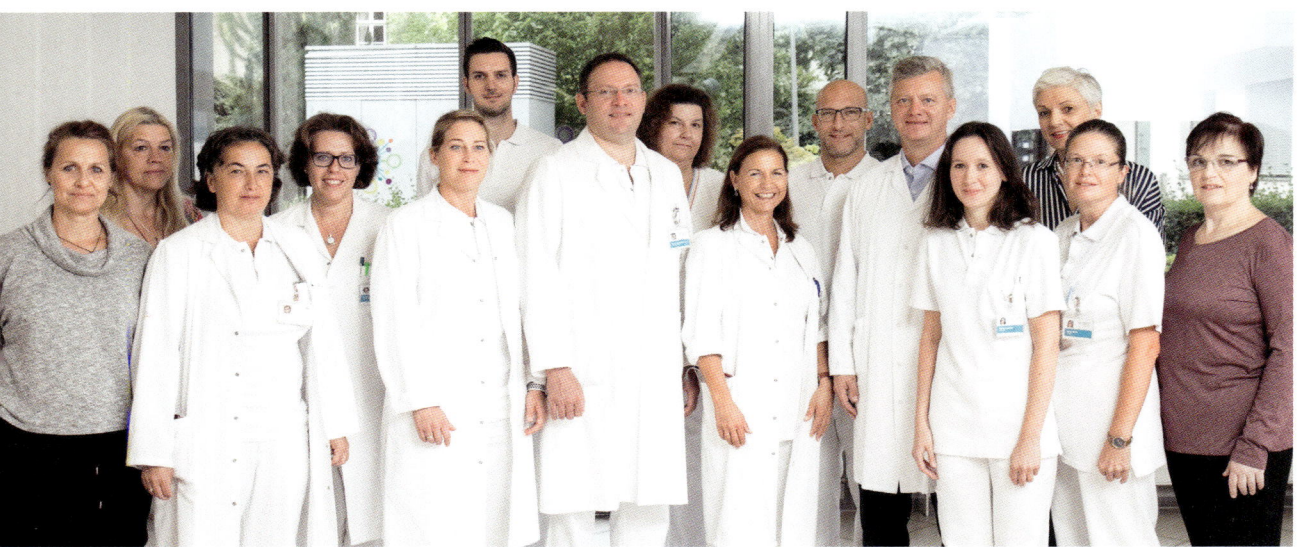

Das Team des Adipositas-Zentrums im Barmherzige Schwestern Krankenhaus Wien

Zentrums und Ärztlicher Direktor des Krankenhauses, auf den Punkt. Die hohe Qualität des Krankenhauses und des Adipositas-Zentrums wird durch Zertifizierungen mit Audits durch externe Auditoren laufend überprüft.

Dr. Brigitte Erlacher als Leiterin der konservativen Adipositastherapie des Zentrums hat die Basisarbeit für das Buch übernommen und erklärt, was es mit Übergewicht aus internistischer Sicht auf sich hat und stellt konservative Möglichkeiten vor, um zu gesundem Lebensstil und Gewicht zu kommen. »Ich möchte den Menschen Mut machen, das Abnehmen anzugehen, und Möglichkeiten aufzeigen, wie man nachhaltig Gewicht verlieren kann«, so die Fachärztin.

Ein wichtiger Teil des Buches widmet sich der Bewegung. Verfasserin ist Prim. Dr. Ingrid Heiller, Leiterin der Physikalischen Medizin im Barmherzige Schwestern Krankenhaus Wien: »Mir war besonders wichtig, Tipps und Übungen zu zeigen, bei denen Übergewichtige auch Spaß haben können und die zu Hause einfach nachzumachen sind. Und ich liefere auch eine große Portion Motivation dazu«, verrät die engagierte Ärztin.

Für das Buch hat Primarius Klaus ein Kapitel zur operativen Therapie verfasst und meint dazu: »Eine Adipositasoperation steht in einem Buch über das Abnehmen sicher nicht an erster Stelle. Sie stellt jedoch für Menschen mit sehr hohem BMI bzw. großem Übergewicht eine wirksame Möglichkeit dar, Gewicht zu verlieren und zu einem gesunden Körpergewicht zu kommen. Uns war wichtig, die ganze Palette an Therapiemöglichkeiten vorzustellen, so können die Leser zu Hause in Ruhe entscheiden, was zu ihnen passt«, beschreibt er seine Überlegungen.

Autorin Primaria Dr. Christine Tretter als langjährige Expertin im Bereich der Essstörungen außerhalb des Adipositas-Zentrums empfiehlt: »Wenn psychische Faktoren bei Übergewicht im Vordergrund stehen, ist es wichtig, sich diese zuerst anzusehen. Dazu empfehle ich, ein spezialisiertes Zentrum aufzusuchen.«

Für den Erfolg jeder Therapie ist die aktive Mitarbeit der Patientinnen und Patienten unumgänglich. Denn egal, ob sich eine Person für eine operative oder eine konservative Therapie entscheidet – es geht immer darum, einen gesunden Lebensstil zu erreichen und damit die Lebensqualität langfristig zu erhöhen.

Besuchen Sie uns auch auf unserer Website:
www.bhswien.at

Gemeinsam zu einem neuen Lebensstil
Die »Coping School« bei krankhaftem Übergewicht

Viele Betroffene schaffen es nicht allein, sich von ihren überflüssigen Kilos zu trennen. Sie können Unterstützung und Hilfe beim Abnehmen im zwölfwöchigen tagesklinischen Gruppenprogramm »Coping School« finden. Das nachhaltige Ziel dieses therapeutischen Programms, das im Adipositas-Zentrum Barmherzige Schwestern Krankenhaus Wien entwickelt wurde, besteht zusätzlich zur Gewichtsreduktion darin, die Lebensqualität langfristig und durch eigene Maßnahmen positiv zu beeinflussen. Auch bei medikamentöser bzw. chirurgischer Therapie wird eine bessere Wirksamkeit erzielt.

Die Coping School wendet sich an erwachsene Menschen mit einem Body-Mass-Index ab 30 und startet mit einem therapeutischen Gespräch, in dem die Indikation zu diesem Programmangebot überprüft wird. Danach erlernen die Betroffenen auf verschiedenen Ebenen Bewältigungsstrategien für das krankhafte Übergewicht.

Der Schwerpunkt des Bewegungsprogrammes liegt mit Kraft-Ausdauer-Training im Muskelaufbau. Adipositas entsteht durch ein Ungleichgewicht von zugeführter und verbrauchter Energie. Muskelzellen verbrauchen mehr Energie als normale Zellen und fördern den Stoffwechsel. Bei der Umsetzung des Bewegungsprogrammes wird gezielt auf die individuellen Möglichkeiten der Teilnehmerinnen und Teilnehmer geachtet.

Die spezielle Diätberatung erfolgt beim gemeinsamen Kochen sowie in einem eigens für die Coping School entwickelten Genuss- und Geschmackstraining. Unter dem Motto »Qualität statt Quantität« überdenken die teilnehmenden Personen ihr Essverhalten und lernen neue Ideen für wahren Genuss kennen. Denn auch übergewichtige Menschen dürfen und sollen genussvoll und ohne schlechtes Gewissen essen.

Mit den Psychotherapeutinnen können die teilnehmenden Personen in einer Gruppe von Menschen mit ähnlichen Problemen frei und offen über sich und ihre

Besuchen Sie uns auch auf:
www.sowhat.at

Schwierigkeiten, Ängste und Sorgen, aber auch über ihre Erfolge und Ressourcen sprechen. Die negative Abwärtsspirale soll damit unterbrochen werden. Gleichzeitig wird die soziale und emotionale Kompetenz der Betroffenen gestärkt. Wie in einem Coaching erlernen sie neue Fertigkeiten im Umgang mit schwierigen Situationen, aber auch neue Möglichkeit und Strategien, mit Problemen und negativen Emotionen umzugehen. Denn oft setzen übergewichtige Menschen das Essen als Problemlöser oder Belohnung ein.

Nach Abschluss des Programms bietet das Adipositas-Zentrum zweimal jährlich Reflexionstreffen an der Coping School. Sind bei der Umsetzung des Erlernten Fragen aufgetreten, so können diese bei den Treffen von den Expertinnen und Experten beantwortet werden.

Wenn sich das ganze Leben ums Essen dreht
»sowhat« – Kompetenzzentrum für Menschen mit Essstörungen

Neben Magersucht (Anorexia nervosa) und Ess-Brech-Sucht (Bulimia nervosa) werden auch Menschen mit schweren Essanfällen (Binge Eating Disorder) behandelt, die zu einem immer wichtigeren Thema in diesem Bereich werden. Sie nehmen große Mengen hochkalorischer Nahrung auf einmal in sehr kurzer Zeit auf, wobei es zu einem völligen Kontrollverlust bei der Nahrungsaufnahme kommt bis hin zum Auftreten von starkem Völlegefühl und Übelkeit. Da in der Regel kaum Gegenmaßnahmen gesetzt werden, entwickeln diese Personen allmählich Übergewicht bis hin zu Adipositas. Bis zu 20 Prozent der Betroffenen in langfristigen Diätprogrammen leiden unter dieser Störung.

»sowhat« ist sowohl Vorreiter als auch erfahrener Spezialist in der ambulanten Behandlung von Menschen mit Essstörungen und bietet als Ambulatorium ein hochfrequentes, kassenfinanziertes Therapieprogramm in einem multiprofessionellen Team: Unter einem Dach gibt es Angebote aus Psychiatrie, Allgemeinmedizin, Psychotherapie, Psychologie, Physiotherapie, Diätologie, Sozialarbeit und Bewegungstherapie. Als Partner im Gesundheitspark Barmherzige Schwestern Wien kooperiert »sowhat« eng mit der Psychosomatischen Abteilung und dem Adipositas-Zentrum.

Der Fokus der Behandlung bei »sowhat« liegt auf der Psychotherapie im Einzelsetting begleitet durch regelmäßige ärztliche Kontrollen. Komplettiert wird das Behandlungsprogramm durch Gruppenangebote in den Bereichen Bewegung, Körperwahrnehmung, Ernährung und sozialen Skills. Ein eigenes Gruppenangebot bietet Menschen Unterstützung bei der nach einer Adipositasoperation notwendigen Umstellung der Ernährung.

Das richtige Körpergewicht macht gesund und fit

Was Übergewicht für den Körper bedeutet

Das Wichtigste zuerst: Sie sind nicht allein! Adipositas ist eine Krankheit, die – wie jede andere auch – ärztlicher Betreuung bedarf. In Zeiten der personalisierten Medizin ist gerade in diesem Bereich eine maßgeschneiderte Therapie unumgänglich, steht doch eine Lebensstiländerung im Vordergrund, die nicht leicht allein zu bewältigen ist. Da wir mit unserem Buch auch Personen ansprechen wollen, die zwar übergewichtig, aber nicht adipös sind, wenden wir uns zunächst den Ursachen und Auswirkungen des Übergewichts auf die Gesundheit zu.

Aktuelle Statistiken belegen, wie rasant die Zahl der übergewichtigen oder adipösen Menschen global steigt, denn es sind bereits 2,1 Milliarden Menschen weltweit betroffen – das ist also jeder Dritte. Dabei sind die regionalen Unterschiede eindrucksvoll: Die meisten Adipösen leben laut OECD in den USA. Der österreichische Ernährungsbericht von 2017 spricht von 41 Prozent der erwachsenen Bevölkerung, die als übergewichtig oder adipös bezeichnet werden können. Aber auch schon im Kindesalter sind ÜBERGEWICHT und ADIPOSITAS im Vormarsch.

Studien der »Childhood Obesity Surveillance Initiative« der WHO Europa aus den letzten Jahren haben gezeigt, dass österreichweit etwa 30 Prozent der achtjährigen Buben entsprechend eingestuft werden, bei den gleichaltrigen Mädchen gibt es allerdings deutliche regionale Unterschiede: ca. 29 Prozent im Osten und an die 21 Prozent im Westen/Süden.

Ob Übergewicht oder Adipositas, also pathologisches Übergewicht, vorliegt, wird über den Body-Mass-Index (BMI) errechnet (siehe Seite 45). Bei einem BMI zwischen 25 und 29 spricht man von Übergewicht oder auch Präadipositas. Ab einem BMI von 30 liegt krankhaftes Übergewicht vor.

Der Grundumsatz ist jene Energie, die der Körper pro Tag bei völliger Ruhe benötigt, um die wichtigsten Körperfunktionen am Laufen zu halten: Körpertemperatur, Atmung, Herztätigkeit und alle chemischen Vorgänge, die in den Körperzellen ablaufen. Durch einen hohen Muskelanteil wird allerdings der Grundumsatz deutlich erhöht.

Adipositas wurde von der WHO bereits als Krankheit definiert. Konkret formuliert: Es handelt sich um eine chronische Erkrankung mit einem erhöhten Risiko für eine gesundheitliche Beeinträchtigung und für Folgeerkrankungen. Es geht hier um eine übermäßige Vermehrung oder Bildung von Fettgewebe mit allgemeiner Anlagerung und Speicherung von Fett. Sie entsteht durch ein Ungleichgewicht zwischen Energieverbrauch (Grundumsatz, Bewegung etc.) und Energieaufnahme. Nehmen wir mehr Kalorien zu uns, als wir verbrauchen, speichert der Körper das Zuviel in Form von Fett und wir nehmen zu. Wichtig dabei ist der individuelle Kalorienbedarf, der von Alter, Geschlecht und Ausmaß der körperlichen Betätigung abhängig ist.

Ursachen und Hauptrisikofaktoren

Evolutionsbiologen vertreten die Theorie, dass der Mensch die Fähigkeit entwickelte, Energiereserven anzulegen, um Hungersnöten besser entgegentreten zu können. Doch durch veränderte Essgewohnheiten vor allem in den Industriestaaten, wo anstatt regelmäßiger Mahlzeiten häufig Fast Food, Snacks und Fertiggerichte konsumiert werden – vor allem der Konsum energiedichter Lebensmittel und zuckerhaltiger Softdrinks zählen dazu –, wird diese natürliche Veranlagung zum gesundheitlichen Verhängnis. Auch verzichten immer mehr Menschen auf ausreichend Bewegung nach einer sitzenden Tätigkeit und geben Fernsehen, Computerspielen etc. den Vorzug bei ihrer Freizeitgestaltung. Doch neben dem Faktor Lebensstiländerung gibt es weitere, die eine bedeutende Rolle bei der Entstehung von Adipositas spielen.

Faktor Genetik

Aufgrund von Familienuntersuchungen, Zwillingsexperimenten und Adoptionsstudien konnte bewiesen werden, dass Übergewicht genetisch mitverursacht wird. Man nimmt an, dass vor allem der Energieverbrauch in Ruhe – wir sprechen hier vom sogenannten Grundumsatz – bis zu einem gewissen Grad erblich bestimmt ist. Aus diesem Grund reagieren Menschen unterschiedlich auf die gleiche Zufuhr an Kalorien. Das heißt, dass möglicherweise bei stark Übergewichtigen ein reduzierter Grundumsatz und die Körperfettverteilung vererbt wurden (siehe Energieberechnung S. 47).

Faktor Ess-und Schlafverhalten

Das Essverhalten bei Übergewichtigen zeichnet sich meistens durch häufiges und hastiges Essen aus. Das verspätet einsetzende oder reduzierte Sättigungsgefühl führt dazu, dass unweigerlich mehr gegessen wird. Auch gegenüber äußeren Essensreizen reagieren adipöse Personen empfindlicher, da Hunger- und Sättigungsgefühl gestört sind.

Wie funktioniert nun unser Hunger- und Sättigungssystem? Mitte der 1990er Jahre wurde die Substanz LEPTIN entdeckt – die Bezeichnung kommt aus dem griechischen Leptos für dünn. In einem Versuch wurde die Genetik von Mäusen so verändert, dass sie viel fraßen und fettleibig wurden. Darauf verabreichten die Forscher Leptin und die Mäuse nahmen ab. Leptin wird hauptsächlich von Fettzellen sowie im Magen, im Herz und in der Skelettmuskulatur abgesondert. Es beeinflusst das Gehirn über Aktivierung des Hypothalamus und führt dadurch zu einer Verringerung des Hungergefühls. Aufgrund dieser Eigenschaft dachte man, das Wundermittel für Abnehmwillige entdeckt zu haben. Leider stellte sich heraus, dass die exogene Leptinzufuhr nur bei genetisch bedingtem Leptinmangel funktioniert hat.

Weil Leptin im Fettgewebe produziert wird, sollte man meinen, dass das Hungergefühl bei Adipösen besonders stark gestoppt wird. Doch das Gegenteil ist der Fall. Es bildet sich durch das Übergewicht ein hoher Leptinspiegel und in der Folge eine Leptinresistenz aus, sodass die normale Leptinsignalisierung im Gehirn gestört ist und es sogar zu einem gesteigerten Hungergefühl kommen kann. Aktuell gibt es weitere Studien, die die Eigenschaften von Leptin untersuchen.

GHRELIN (siehe Grafik Seite 26), ein weiteres Hormon, das im Hunger-Sättigungs-Prozess eine Rolle spielt, wurde sieben Jahre nach Leptin entdeckt. Es wird im Magen abgesondert, wenn dieser leer ist. Es steigert das Hungergefühl und verlangsamt die Fettverbrennung. Dieses Signal wirkt, wie bei Leptin auch, über den Hypothalamus.

Die Hormone Leptin und Ghrelin stehen in gegenseitiger Wechselwirkung. Vor dem Essen ist der Ghrelinspiegel erhöht und der Leptinspiegel niedrig. Nach dem Essen erhöht sich normalerweise die Leptinkonzentration und Ghrelin sinkt. Dieser Prozess der Einstellung der Hormone benötigt ca. 20 Minuten. Solange dauert es ungefähr, bis sich unser Sättigungsgefühl einstellt. Bei bestehender Adipositas ist das Zusammenspiel beider Hormone durcheinandergeraten.

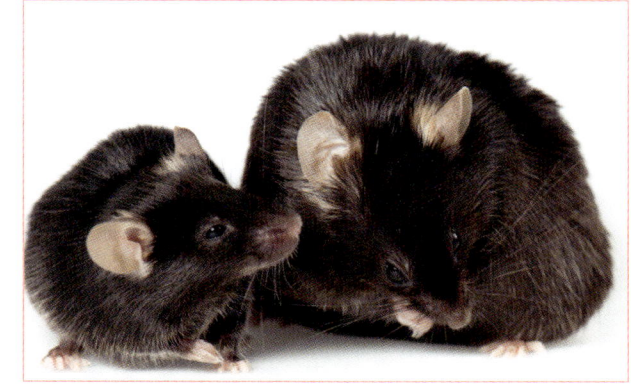

Normalgewichtige und adipöse Maus

Ein weiterer Faktor, der das Hunger-Sättigungs-Gleichgewicht beeinflusst, ist der Schlaf. Es hat sich gezeigt, dass bei vielen Menschen zu wenig Schlaf ein erhöhtes Risiko für Übergewicht darstellt, da so die Appetitregulation aus dem Takt gerät. Eine großangelegte US-Studie ergab, dass Personen, die weniger als vier Stunden Schlaf fanden, ein um 73 Prozent größeres Risiko haben, dick zu werden. Bei einem Schlafpensum von sechs Stunden betrug das Übergewichtsrisiko immerhin noch 23 Prozent. Wer weniger schläft, unterdrückt die Produktion von Leptin, also dem natürlichen Appetitzügler. Stattdessen produziert der Körper vermehrt das Hungerhormon Ghrelin. Das heißt, je kürzer der Nachtschlaf, desto mehr kann der Appetit zunehmen. In eine fundierte Adipositasberatung sollte die Frage nach ausreichendem Schlaf – das sind für den Großteil der Bevölkerung sechs bis acht Stunden – unbedingt einfließen. Schlaf ist die Zeit der Regeneration für Körper, Geist und Seele nach ereignisreichen oder anstrengenden Tagen und dient so der Gesundheit und dem Wohlbefinden.

Es bedarf sicher noch mehr Studien, um den Zusammenhang zwischen Schlafmangel und Übergewicht eindeutig belegen zu können. Was aber jedenfalls gilt: ausreichender Schlaf fördert die Gesundheit und die Lebensqualität.

Faktor Alter

Veränderungen des Stoffwechsels, degenerative Prozesse und auch die hormonelle Umstellung im Alter spielen bei allen Menschen eine Rolle. Bei Frauen ist das Ausmaß wie auch das Zusammenspiel der einzelnen Sexualhormone allerdings größer, wie es sich vom prämenstruellen Syndrom über die Schwangerschaft bis in das Klimakterium zeigt. Bei Männern ist der Rückgang der Hormonproduktion ein eher kontinuierlicher Prozess und wird daher subjektiv weniger deutlich wahrgenommen. Die Folgen des veränderten Stoffwechsels zeigen sich bei altersbedingt reduziertem Energieverbrauch auch bei zahlreichen Menschen in Form einer Gewichtszunahme. Das heißt, die hormonelle Umstellung kann zu allgemeinen körperlichen, aber auch den damit häufig verbundenen psychischen Veränderungen führen.

Faktor Psyche

Die Nahrungsaufnahme ist ganz eng mit psychischem Erleben verbunden und wird spätestens ab der Geburt emotional stark geprägt. So führen Belastungen manchmal zu völligem Appetit- und Gewichtsverlust oder aber zu einer gesteigerten Nahrungsaufnahme. Letztere zeigt sich vor allem unter chronischem Dauerstress, sozialer Isolation oder im Rahmen von depressiven Verstimmungen. Das bedeutet, dass unser gut geregeltes Hunger- und Sättigungsempfinden durch die aktuelle Gefühlslage erheblich gestört werden kann.

Faktor endokrine Erkrankungen

In eher seltenen Fällen liegt die Ursache einer starken Gewichtszunahme in einer Stoffwechselerkrankung. Noch am ehesten zu finden ist die Hypothyreose, die Schilddrüsenunterfunktion. Das sogenannte »Cushing Syndrom«, das zu einer gesteigerten Cortisolproduktion im Körper führt, ist schon eine spezielle und selten auftretende Krankheit.

Faktor Medikamente

Auch eine Reihe von Medikamenten kann zu einer Gewichtszunahme führen. Darunter fallen einige Psychopharmaka, wie zum Beispiel Neuroleptika, manche vor allem ältere Antidepressiva, aber auch Hormone (Insulin, Cortison, Östrogene u.a.).

Übergewicht hat Erkrankungen zur Folge

Bei Übergewicht und Adipositas und einem steigenden Body-Mass-Index wächst die Gefahr für Folgeerkrankungen.

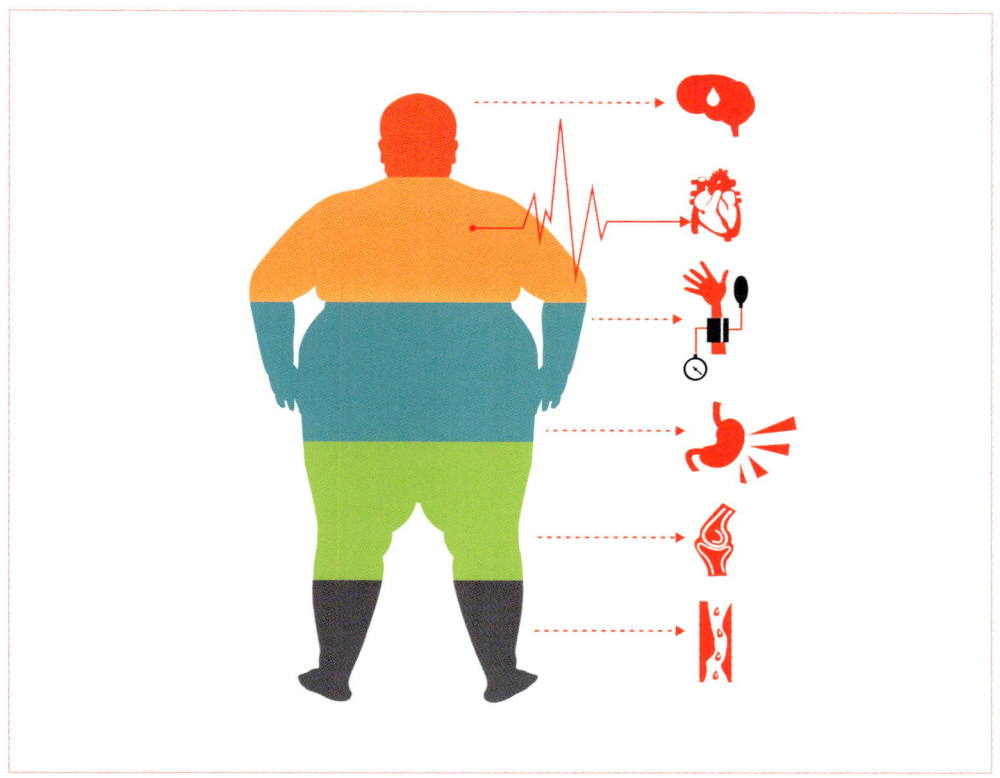

Stoffwechselerkrankungen

Diabetes mellitus T2
Dies ist eine Stoffwechselerkrankung, bei der der Körper nicht mehr in der Lage ist, den im Blut befindlichen Zucker zu verwerten. Die Gründe sind meistens Insulinresistenz und/oder Insulinmangel. Über längere Zeit bestehende hohe Zuckerkonzentrationen im Blut können zu Organschädigungen (z.B. Nieren, Augen, Gefäße, Nerven) führen.

Fettstoffwechselstörung (Dys-/Hyperlipidämie)
Bei Übergewicht und Adipositas finden sich häufig erhöhte Blutfette: Triglyzeride und Cholesterin. Diese sogenannte Hyperlipidämie begünstigt die Entwicklung einer Atherosklerose, die umgangssprachlich als Arterienverkalkung bekannt ist.

Erhöhung der Harnsäure (Gicht)
Bei steter Überernährung kommt es zur Erhöhung des Harnsäureumsatzes, der zu einer Erhöhung der Harnsäure im Blut (Hyperurikämie) führt. Das wiederum kann Schmerzen an Gelenken hervorrufen – meistens ist das Großzehengrundgelenk betroffen. Man spricht dann von der Gicht.

Herz-Kreislauf-Erkrankungen

Bluthochdruck (arterielle Hypertonie)
Bluthochdruck ist eine krankhafte Steigerung des Drucks in den Arterien. Der Druck liegt chronisch bei 140/90 mmHg oder darüber. Als ideale Blutdruckwerte gelten allerdings um 120/80 mmHg. Das Risiko, an einem Hochdruckleiden zu erkranken, steigt mit dem Ausmaß und der Dauer des Übergewichts. Die Hypertonie ist wiederum an der Entwicklung von Gefäßerkrankungen beteiligt.

Gefäßverengung (Atherosklerose)
Durch Übergewicht und Adipositas kommt es an den Gefäßwänden zu Ablagerungen, den sogenannten Plaques, die zu einer Verengung der Gefäße führen können. Wenn diese Plaques wachsen, können sie sogar die Gefäße verstopfen und Organe können nicht mehr ausreichend mit Sauerstoff versorgt werden. Ein Herzinfarkt oder ein Schlaganfall können die Folge sein.

Koronare Herzerkrankungen
Verengungen der Herzkranzgefäße, die durch die bereits erwähnte Plaquesbildung

entstehen, können unterschiedliche Krankheiten wie Angina pectoris oder Herzinfarkt hervorrufen.

Herzschwäche (Herzinsuffizienz)

Durch chronischen Bluthochdruck, eventuell vorangegangenem Herzinfarkt und einer gestörten Atmung kann es zu einer Herabsetzung der Pumpleistung des Herzens kommen, sodass ein reibungsloser Stoffwechsel nicht mehr gewährleistet werden kann.

Thrombose

Durch Adipositas besteht auch ein erhöhtes Risiko, eine Thrombose zu bekommen. Das heißt, dass sich ein Blutgerinnsel (Thrombus) in einem Gefäß bildet und es dadurch verstopft. Sehr häufig treten sie in den Venen der Beine und im Bereich des Beckens auf.

Nächtliche Atemstörungen (Schlafapnoe-Syndrom)

Adipositas kann zweifellos die Lungenfunktion einschränken – es kommt schon bei geringer Belastung zu Atemschwierigkeiten. Besonders gefährlich ist die nächtliche Atemstörung. Sie tritt vor allem bedingt durch die Adipositas auf und führt durch Atemaussetzer zu Sauerstoffmangel. Das führt zu chronischer Müdigkeit am Tag, sowie zu Konzentrationsschwierigkeiten, Antriebsstörung, Depressionsneigung, aber auch zu Schädigungen des Lungenkreislaufs und des Herzens.

Gallensteine (Cholezystolithiasis)

Bei Adipositas gibt die Leber viel mehr Cholesterin über die Galle ab als bei Normalgewichtigen, eine Situation, die wiederum die Gallensteinbildung deutlich begünstigt.

Fettleber

Durch die Adipositas ist das Risiko sehr groß, eine Fettleber durch Verfettung der Leberzellen zu bekommen. Da in diesem Fall nicht Alkohol der Auslöser ist, spricht man von einer nichtalkoholischen Fettleber.

Erkrankungen des Stütz-und Bewegungsapparates

Diese Erkrankungen schränken die Beweglichkeit stark ein, was zu einer massiven Beeinträchtigung der Lebensqualität führt. Durch das Zuviel an Gewicht erfahren die Gelenke und die Wirbelsäule eine deutliche Mehrbelastung. Zu den häufigsten Folgen zählen Bandscheibenerkrankungen und schmerzhafte Gelenksveränderungen (Arthrose) vor allem an den unteren Extremitäten.

Krebserkrankungen

Adipositas weist auch ein erhöhtes Risiko auf, an Krebs zu erkranken. Bestimmte Krebsarten wie zum Beispiel Dickdarm-, Gallenblasen- und Brustkrebs treten bei Übergewichtigen vor allem mit ungünstigem Ernährungs- und Bewegungsstil häufiger auf.

Hormonelle Störungen

Fettzellen spielen im Hormonhaushalt nicht nur als Empfänger von Signalen für Hormone eine Rolle, sondern können auch selbst Hormone produzieren. Auffallend sind veränderte Hormonspiegel vor allem bei Personen mit viel Bauchfett (androides Fettverteilungsmuster, siehe Seite 44).

Psychosoziale Komponente

Bereits Erwachsene mit nur mäßigem Übergewicht leiden oft unter ihrem Aussehen, Adipöse allerdings erfahren häufig auch eine soziale Diskriminierung, die dann, insbesondere nach gescheiterten Diäten, ihr Essverhalten weiter negativ beeinflusst. Es besteht somit ein Teufelskreis. Ein Druck, unter dem bereits normalgewichtige Kinder manchmal sogar eine der typischen Essstörung entwickeln können.

Elend wird vergessen, gibt's nur was zu essen*

Psychologische Aspekte des gesteigerten Essverhaltens

* Miguel de Cervantes Saavedra (1547–1616), spanischer Schriftsteller

Dieses Kapitel gibt eine kurze Übersicht über die aktuellen Motive, Hintergründe und Folgen der veränderten Essensstile.

Für geistiges, emotionales und körperliches Wohlergehen ist das regelmäßige Essen eine essenzielle Voraussetzung. Alle Kulturen entwickelten aus dieser Notwendigkeit über Jahrtausende bestimmte Riten, die letztlich die Gesundheit und Kraft fördern sollten. Diese etablierten Muster waren fast ausnahmslos in den jeweiligen Religionen verankert. Der Lebensrhythmus war für ein Jahr festgelegt. So kennen wir den Freitag als kleinen Fasttag oder die vorösterliche Fastenzeit als mehrwöchige Periode. Im Anschluss folgen die großen Feier- und Festtage wie Ostern oder Weihnachten mit den entsprechenden festlichen und üppigen Mahlzeiten. Solche und ähnliche Traditionen lassen sich weitgehend auch in den meisten anderen Religionen und Kulturen finden.

Nach dem Rückgang der Bedeutung dieser Traditionen in unserer Gesellschaft und bei gleichzeitiger Zunahme von unterschiedlichsten Nahrungsangeboten, der hoch individualisierten Lebensgestaltung und den veränderten beruflichen Anforderungen fehlen vielen Menschen Richtlinien, sich im Rahmen der Vielfalt der Möglichkeiten alleine zu orientieren. Gleichzeitig wird das Angebot an Lebensmitteln auch zur Gefahr von Missbrauch, wie z. B. zur Stressreduktion und einer vermeintlich angenehmen kurzfristigen Entlastung.

Entwicklung des Essverhaltens

Regelmäßiges Essen ist ein teilautomatisierter Prozess, der durch innere und äußere Stimuli gefördert, adaptiert oder unterdrückt wird oder auch eine krankhafte Veränderung zeigen kann.

> Die Familie ist der sozial Ort des Essenlernens und sich Ernährens aufgrund von Nachahmung und Vertrautheit.

Die ersten positiven frühkindlichen Erfahrungen des Essens gehen nach dem Hungerzustand mit der Sättigung und meist gleichzeitig mit Gefühlen von Wärme und Geborgenheit einher. In den ersten Lebensjahren werden dann unsere Verhaltensmuster beim Essen durch verschiedene Faktoren geprägt, die uns oft unser ganzes Leben begleiten.

Dazu gehört zunächst vor allem das Lernen durch Nachahmung, Gewohnheit und Vertrautheit. So beobachten Kinder ihre Eltern in diesen ersten Lebensphasen und übernehmen in der Regel deren Verhaltensweisen. Erwachsene sind in dieser Zeit als Vorbild sehr relevant. Neben bestimmten Geboten und Verboten kommt einigen Nahrungsmitteln auch eine besondere Bedeutung zu, da diese Gerichte vor allem zu bestimmten Gelegenheiten und Anlässen konsumiert werden. Auf diese Weise ist die Familie der soziale Ort des Essenlernens und sich Ernährens. Es werden sinnvolle Rituale der Ernährung bzw. der Nahrungsaufnahme vermittelt und erlernt oder es können sich auch erste Störungen des Essverhaltens entwickeln.

Rituale des Essens

Die typischen und klassischen Rituale definieren sich vor allem über eine bestimmte Tischkultur mit zeitlich definierten und begrenzten Essenszeiten, traditionellen Speisen, Festessen und Fastenzeiten.

Die modernen Essensstile sind eher gekennzeichnet durch eine neue und sehr große, auch internationale Vielfalt an Angeboten, die Möglichkeit fast zu jeder Zeit und an jedem Ort zu essen zu bekommen und das immer mehr unabhängig von Familienstrukturen. Einflussfaktoren, die diese Entwicklung begünstigen, sind unter anderem Arbeitsbedingungen, veränderte Familienstrukturen, Zeitmanagement, veränderte Angebote und ökonomische Möglichkeiten.

Manche Traditionen unterziehen sich einem gewissen Wandel und erscheinen, nachdem sie anscheinend verschwanden, in neuem Gewande doch wieder. Wenngleich die religiöse Fastenzeit in unserem Kulturkreis an Bedeutung verloren hat, wurde sie doch oftmals durch ähnliche Rituale ersetzt. So wissen viele das sogenannte Heilfasten oder bestimmte Kuraufenthalte anstelle der religiös geprägten Fastenzeiten zu schätzen.

Bei anderen Ritualen, die auch einen gesunden Ernährungsrhythmus förderten, sieht es nicht sehr gut aus. Gab es den Sonntagsbraten, das Schnitzel oder eine Torte zum speziellen Anlass, so wird inzwischen Fleisch jederzeit, auch unterwegs, gegessen, und Süßspeisen sind nicht das Besondere, sondern gehören ebenso oft mehrmals täglich zum Alltag. In beiden Fällen zieht das auch zahlreiche gesundheitliche Konsequenzen nach sich. Die Tischkultur bestimmte so nicht nur das Essen an sich, sondern auch ganz wesentlich den Alltag. In der Regel waren es drei Mahlzeiten bei Tisch zu bestimmten Zeiten, die gemeinsam in der Familie in mehr oder minder entspannter Atmosphäre eingenommen wurden. Auch diese Gewohnheiten wurden immer mehr verlassen, sodass es oft nicht einmal ein gemeinsames Frühstück oder Abendessen bei Tisch in den Familien gibt.

Psychologie des Essens

Schon der Geruch oder das Aussehen von Nahrungsmitteln erzeugen über die sinnliche Wahrnehmung einen Anreiz oder eine eher ablehnende Haltung. Diese Einflüsse gehen auf frühere Erfahrungen zurück. Allein bei einem süßen Geschmackserleben scheint eine vermutlich instinktive Sicherheit vorzuliegen, dass diese Substanz gut und ungefährlich ist, im Gegensatz zu einem bitteren Geschmack, wie er sich auch in giftigen Pflanzen finden kann. Heute wird in der Wissenschaft viel darüber diskutiert, ob es sich hierbei um eine angenehme Erfahrung mit der Muttermilch oder um eine archaische Prägung handelt.

Später kommen bestimmte Überlegungen hinzu. Emotion und Vernunft können dann gleichsinnig oder gegensinnig wirken, nämlich beispielsweise mit dem Hungergefühl als Antrieb zu essen und dem Wissen (Vernunftebene) über die Gewichtszunahme, das als Bremse des Verhaltens wirkt (siehe Grafik Seite 22). So steuert zum Beispiel auch das Selbstbild den Körper betreffend, der subjektiv als zu dick oder zu dünn erlebt wird, als weitere Kraft das Essverhalten. Sodann muss das Ich, also die Person, versuchen, dieses Kräftefeld zu regulieren.

Die mit dem Essen verknüpften psychischen Prozesse und Zustände sind sehr komplex: Von der Wahrnehmung der Nahrung über das Aussehen, den Geruch und den Geschmack, gefolgt von unmittelbaren emotionalen Begleitreaktionen (Lust, »Liking«), über den Impuls, noch mehr zu essen (»Wanting«) und der parallel dazu erfolgenden gedanklichen Verarbeitung dieser Erfahrungen bis zum Vergleich mit den bisherigen Erfahrungen (Gedächtnis), gefolgt von dem Plan, weiteres Essen zuzulassen oder zu stoppen, je nachdem welche Erwartungen damit verknüpft sind.

Ein wesentlicher Einflussfaktor auf die Entwicklung des Essverhaltens ist die

Die Steuerung des Essverhaltens

Das Essen wird über verschiedene Einflüsse gesteuert. Der deutsche Ernährungspsychologe Volker Pudel unterschied folgende Einflussfaktoren:
- innere Signale (Innensteuerung) wie Hunger und Sättigung
- äußere Reize (Außensteuerung)
- rationale oder pseudo-rationale Einstellungen (kognitive Steuerung)
- Die Steuerung des Essverhaltens erfolgt über drei Ebenen (siehe Grafik Seite 22), nämlich über
- die *sinnliche* Ebene mit attraktiven oder aversiven Merkmalen der Speise
- die *emotional-antriebhafte* Ebene
- die *Vernunft*-Ebene.

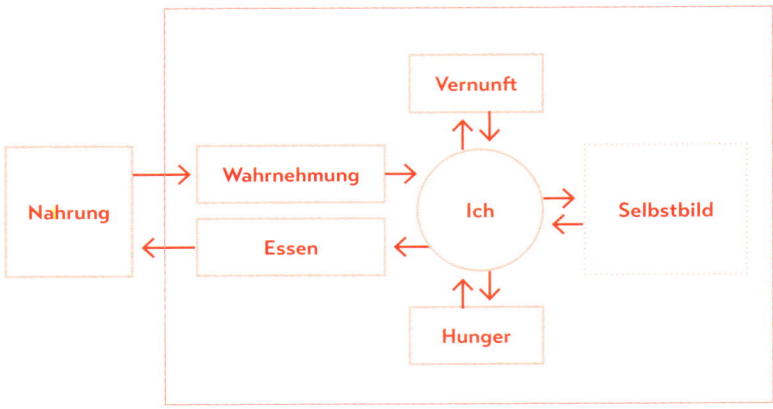

Sowohl sinnliche Wahrnehmung von Nahrung als auch Hunger können das Essen auslösen. Der Einfluss der Vernunft, nicht zu essen, ist demgegenüber oft zu schwach, sodass das Ich den Ess-Anreizen folgt, was das Selbstbild beeinflusst.

unmittelbare Wirkung des Essens auf die Gefühlsebene, insofern ein lustvoller Zustand beim Essen eintritt. Dieser positive Zustand führt zu einer Verstärkung des Essverhaltens bis zum Gefühl der Sattheit, die, wie erwähnt, in der Regel zur Beendigung des Essens führt. Aus psychologischer Sicht wird dieser Mechanismus der Belohnung des Essens als das Lernen am Erfolg bezeichnet – die sogenannte »operante Konditionierung«. Das Erlernen des Essverhaltens wird durch seine unmittelbaren angenehmen oder unangenehmen Konsequenzen langfristig bestimmt: Einfach und allgemein gesagt, wird erwünschtes Verhalten durch Belohnung verstärkt und unerwünschtes Verhalten durch Bestrafung unterdrückt. So verfestigt sich die Erfahrung, dass Essen zur Reduktion von Unlust führen kann und auf diese Weise kann es auch als Strategie der generellen Frustrationsbewältigung nutzbar gemacht werden.

Die Umwelt

Der Umwelt werden grundsätzlich soziale, ökonomische und kulturelle Faktoren zugerechnet. Je nach den verschiedenen Fachperspektiven setzen sich diese wiederum aus Familie, sozialem Status, Bildung, Einkommen, Religion, Traditionsbewusstsein u.v.m. zusammen. Und so modulieren die Nahrungsaufnahme neben den Wirkfaktoren, die der Person selbst zuzurechnen sind, auch zahlreiche externe Faktoren wie gesellschaftlich bedingte Lebensformen in Verbindung mit konkreten Nahrungsmittelangeboten.

Soziale Faktoren

Die Familie stellt, wie erwähnt, den ersten Ort des Essenlernens und des sich Ernährens dar. Als unmittelbare Umgebung jeder einzelnen heranwachsenden Person prägt die Esskultur in der Familie die weitere Entwicklung des Essverhaltens. Dazu gehören Rituale der Nahrungsaufnahme: Nach der Zubereitung erfolgt ein gemeinsames Essen bei Tisch, was in der Regel dreimal täglich geschieht. Das Essen ist auf diese Mahlzeiten begrenzt.

Die kulturellen Veränderungen der letzten Jahrzehnte lösten diese Rhythmen, Regulative und Rahmenbedingen aus vielfältigen Gründen immer mehr auf, sodass positive Assoziationen entgrenzt wurden.

Aspekte der Verführung – suggestive Bilder

In der Psychologie entstand ab den 1960er und 1970er Jahren das Spezialgebiet der Verkaufspsychologie. Die gewonnenen Erkenntnisse werden heute recht erfolgreich umgesetzt.

So bedient sich die Werbung interessanterweise gerne traditioneller Bilder und spricht hier offenbar erfolgreich zahlreiche unbewusste Sehnsüchte der Menschen an. Bei hohen Scheidungsraten, Alleinerzieherinnen (Alleinerziehern) und Singlehaushalten erfolgt die Vermittlung von positiven Gefühlen durch Assoziationen in der Nahrungsmittelwerbung zu glücklichen Beziehungen und Familien mit Kindern, Naturerlebnissen, Wohlstand, Erfolg – damit also zu Essen als generellem Wohlfühlfaktor.

Die Werbung zeigt zu den beworbenen Nahrungsmitteln kleine Szenen von stets lachenden Kindern, blühenden Gärten, sprechenden Tiere, entspannten zufriedenen Paaren. Die Süßigkeiten für glückliche spielende Kinder sind vitaminreich, das Joghurt für die schlanke Frau fettarm, der Familienvater grillt saftige Würste für die Großfamilie im idyllischen Garten und glücklich grasende Kühe auf der Alm spenden Milch für die ganze Familie. Oder ein berühmter attraktiver Schauspieler verführt eine wunderschöne Frau in Sekunden mit einem Tiefkühlgericht. Auch Schweine sprechen mit Kindern und erzählen von den glücklichen Kühen auf der Weide.

Zu Hause wartet allerdings die Haushaltsarbeit, der Partner ist nicht entspannt, sondern mit beruflichen Sorgen belastet, die Kinder haben Lernprobleme mit nicht so guten Noten oder wollen nicht mehr zur Schule gehen. Statt des gemeinsamen entspannten Essens will der Sohn eine Pizza vor seinem Computer verzehren, und die Tochter macht gerade Diät und isst vielleicht nur wieder ihren Salat.

Und de facto leben in der Großstadt immer mehr Menschen allein, anfangs manchmal gewollt, aber auch immer öfter ungewollt. Die Werbung suggeriert vorzugsweise Familienidyllen,

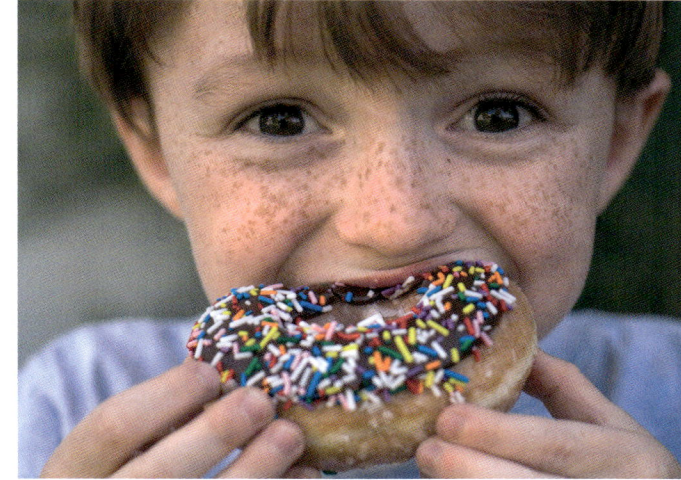

die sie mit bestimmten Produkten zu verbinden sucht. Dies reicht von der günstigen Familienpackung bis zu angeblich preiswerten Vorräten, also die Verführung über ökonomische Verlockungen. Denn wer sich noch nicht über die Beziehungsebene ausreichend angesprochen fühlt, dem wird ein ökonomischer Vorteil suggeriert. Und es sind oft gerade Menschen mit geringerem Einkommen, die meinen, hier zu profitieren, und so versuchen, an der Gesellschaft eine größere Teilhabe zu finden.

Für wen, sollte man hier oft fragen, wird hier eingekauft? Schließlich landen 30 Prozent der gekauften Lebensmittel im Abfall, was von den meisten Menschen unterschätzt wird. Also warum kaufen und warum essen wir dann all das?

Hinter den Kaufentscheidungen steckt also viel mehr: Es folgt am Ende eines anstrengenden Arbeitstags der Einkauf nicht von Nahrungsmitteln allein, sondern es geht auch um die vermeintliche Erfüllung von Sehnsüchten und entsprechenden Emotionen.

Permanente Verfügbarkeit und die Folgen für die Qualität

Entgegen aller Jahrhunderte dauernden Traditionen, wo Menschen zeitlich und örtlich geregelt gegessen haben, sind viele heute in der Stadt irritiert, wenn es nicht möglich ist, ein Frühstück nach zehn Uhr zu bekommen oder am Nachmittag eine der üblichen Hauptspeisen zu bestellen. In Großstädten ist dies in der Regel auch kein Problem mehr. Und eine »Kleinigkeit« bekommt man in jeder größeren Straße zu kaufen.

Die permanente Verfügbarkeit von Speisen soll sich aber auch nicht in erhöhten Preisen niederschlagen und muss vor allem sensorisch, also über das Verlangen oder die appetitanregende Wirkung angesprochen werden. Und um preislich und geschmacklich konkurrieren zu können, müssen die Kosten der Produktion niedrig, die Umsätze dabei ausreichend hoch gehalten werden. Hochwertig produzierte Nahrungsmittel hingegen sind in der Regel frisch, aber auch teuer und verderblich. Um sowohl Quantität, Geschmack, Optik als auch Haltbarkeit zu erzielen, müssen billige Rohstoffe verarbeitet, Geschmacksverstärker, Konservierungs- und Farbstoffe zugesetzt und vorzugsweise zucker- sowie fettreiche – damit kalorienreiche – Produkte hergestellt werden. Und so sind es gerade diese Zusätze, die wiederum bald ein Hungergefühl auslösen können, ohne dass ein Mangel an Kalorien vorliegt. Die daraus entstehenden Konsequenzen dieser Ernährungsweisen werden in der Gesellschaft erst allmählich wahrgenommen.

Die Gewöhnung an immer süßere Produkte

Wie die Psychologie zeigen konnte, stellt die Gewöhnung neben der Vertrautheit (siehe oben) einen wichtigen prägenden Faktor dar. Bereits Volker Pudel beschrieb die vermeintliche Anpassung der Produzenten an die Kundenwünsche: So erhöhte sich der Zuckergehalt über einen längeren Zeitraum immer wieder kaum merkbar in kleinen Dosen, was auch zur Folge hatte, dass eine gewisse Anpassung an die Erwartung eines Produktes erfolgte. Dies bedeutet, dass Getränke heute wesentlich süßer sind als noch vor mehreren Jahren und der Kunde dies auch so erwartet. Auch Backwaren werden inzwischen teilweise fünf Prozent mehr Zucker zugesetzt. Dies führt zu einem für an Süßspeisen gewöhnte Menschen besseren Geschmackserlebnis, ohne dass der Zucker zunächst wahrgenommen wird. Gleichzeitig erfolgt damit eine noch raschere Insulinausschüttung, die nach kurzer Zeit auch das Hungergefühl und den Appetit fördert.

Biologie des Essens – körperliche Regelmechanismen

Das Gehirn

Das Gehirn ist ein zentraler Regler des Ernährungsverhaltens. Die Gerüche, Farben, Formen und letztlich der Geschmack der Nahrungsmittel wirken über Geruchs- und Geschmacksnerven direkt auf das Gehirn. Auf diesem Weg werden neuronale Regulationen der Nahrungsaufnahme, aber auch die Lustmechanismen aktiviert, die ihrerseits zunächst zur Steigerung der Nahrungsaufnahme führen.

Besonders wichtig ist dabei die Regulation des Blutzuckers, zumal das Hungergefühl stark von den Glucose-Sensoren vermittelt wird, die aktiviert werden, wenn der Blutzucker niedrig ist. Vor allem im Hypothalamus, ein sehr zentral gelegenes Gebiet im Gehirn, gibt es Schaltstellen, die verschiedene chemische Signale verarbeiten. So wird beispielsweise der Zuckergehalt im Blut auf einen Sollwert hin bezogen. Bei einer Ist-Soll-Diskrepanz werden Hungersignale bewusst und das Essverhalten aktiviert. Daneben kommunizieren einzelne Hirnregionen miteinander über Botenstoffe wie Adrenalin, Acetylcholin, Dopamin und andere und nehmen ebenso auf Hunger-Sättigungs-Gefühle Einfluss. Acetylcholin beispielsweise aktiviert Sättigungssignale und hemmt so das Essverhalten, während

Das Bild vom Essverhalten

Wie viele relevante und uns oft nicht bewusste Einflüsse bei der Auswahl der konsumierten Lebensmittel eine Rolle spielen, fasste Volker Pudel folgendermaßen zusammen:

Geschmacksanspruch (geröstete Mandeln)
Hungergefühl (ich habe einfach Hunger)
Ökonomische Bedingungen (ein Sonderangebot)
Kulturelle Einflüsse (Kaffee zum Frühstück)
Traditionelle Einflüsse (der Weihnachtsstollen)
Habituelle Bedingungen (eine Suppe vor der Hauptspeise)
Emotionale Wirkung (Schokolade bei Traurigkeit)
Soziale Gründe (grillen mit Freunden)
Soziale Statusbedingung (französischer Käse für Gäste)
Angebotslage (gerade im Angebot)
Fitnessüberlegungen (mehr Proteine für Muskelaufbau)
Schönheitsansprüche (Low Carb zum Abnehmen)
Verträglichkeit (keine Milchprodukte)
Neugier (Neues entdecken)
Angst vor Schaden (Wurstwaren wegen Zusatzstoffen)
Pädagogische Gründe (Lieblingseis für längeres Lernen)
Krankheitserfordernisse (Fleischverzicht bei Arthritis)
Magische Zuweisungen (Ginseng)
Pseudowisssenschaftlich (Trennkost zum Abnehmen)
Gesundheitsüberlegungen (Gemüse für die Gesundheit)

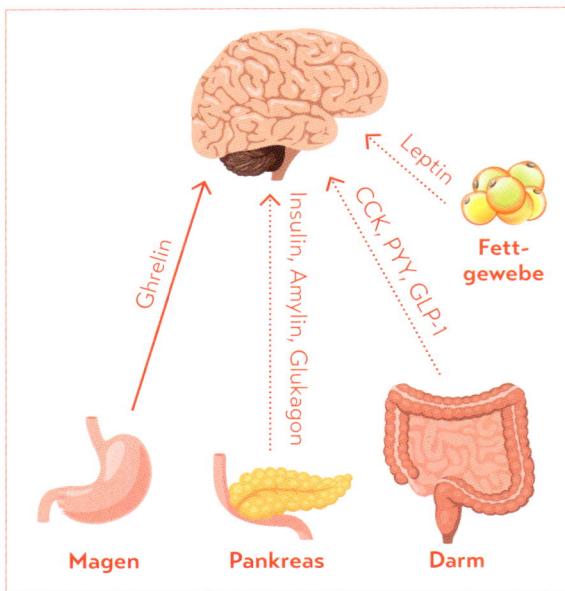

Verschaltungen der molekularen Signalleitungen verschiedener Organe im Gehirn für die Regulation des Essverhaltens – links Hunger, rechts Sättigung

Noradrenalin das Hungergefühl reduziert und so ebenfalls, aber indirekt das Essen hemmt.

Wenngleich versucht wird, über die Hirnforschung die Regelmechanismen des Ernährungsverhaltens besser zu verstehen, sind allerdings die Ergebnisse derzeit für eine sinnvolle Intervention als therapeutische Maßnahme noch weit entfernt.

Der Verdauungstrakt

Das tägliche Wechselspiel der Gefühle von Hunger und Sättigung wird von mehreren Regelkreisen zwischen Gehirn und dem Verdauungstrakt gesteuert. So sind Signale aus mehreren Organen am Hunger- und Sättigungsgefühl beteiligt. Beispielsweise ist der Dehnungszustand des Magens ein wichtiges und mehr oder weniger bewusstes Empfinden, das Hunger bzw. Sattheit vermittelt. Auch trägt der Magen über das Enzym Ghrelin zum Hungergefühl bei. Als Gegenspieler signalisiert das Fettgewebe über Leptin den Sättigungszustand an das Gehirn.

Vor allem die Bauchspeicheldrüse hat wichtige Aufgaben bei der Regulation des Stoffwechsels und des Gleichgewichts im Energiehaushalt: Bei Nahrung mit einem hohen Anteil an Kohlenhydraten wird von der Bauchspeicheldrüse (Pankreas) das Insulin ausgeschüttet, das die Aufnahme des Blutzuckers vor allem in die Zellen der Muskeln und der Leber bewirkt. In weiterer Folge wird Zucker auch in Form von Fett gespeichert. Auf diese Weise steht ein Fettspeicher als Energiedepot bei längerem Nahrungsmangel zur Verfügung. Fett wird bei Nahrungsmangel über einen chemischen Prozess wieder in Zucker umgewandelt und dann zur direkten Energiegewinnung herangezogen. Bei Insulinmangel oder Insulinresistenz kann ein akut erhöhter Blutzuckerspiegel lebensbedrohlich werden, während der chronisch erhöhte Spiegel zu den bekannten schweren Folgekrankheiten des Diabetes mellitus führt. Der Gegenspieler des Insulins, das Glucagon, wird bei deutlichem Absinken des Blutzuckers abgesondert, sodass Zucker aus Speichern freigesetzt wird und in die Blutbahn gelangt.

Das Mikrobiom, also die Summe der Mikroorganismen, inzwischen vor allem als Begriff zur Bezeichnung aller den Menschen besiedelnden Mikroorganismen verwendet, wird heute besonders intensiv erforscht. So besiedeln einen Menschen ca. 100 Billionen Bakterien (und andere Mikroben wie Pilze), die vor allem im Magen-

Darm-Trakt aktiv sind und einen wesentlichen Einfluss auf Verdauung, Resorption und Ausscheidung von Nahrungsmittelteilen haben und auch z.B. Vitamine oder wichtige kurzkettige Fettsäuren synthetisieren. Dementsprechend ist die Zusammensetzung der einzelnen Populationen auch bedeutsam für den Stoffwechsel, die Aufnahme von Vitaminen, Spurenelementen oder die Entgiftung des menschlichen Organismus. Die zunehmenden Erkenntnisse über Bedeutung und Funktion dieser Einzeller beschäftigt heute viele Forscher und Ernährungsfachleute.

Es würde den Rahmen dieses Beitrags sprengen, aber es sei zumindest erwähnt, dass heute zahlreiche Befunde vorliegen, dass eine gesunde Magen- und Darmflora auch großen Einfluss nicht nur auf Appetit und Sättigung, sondern auch auf Körpergewicht, Immunsystem und Psyche hat. Kurz gesagt, die Nahrungsqualität beeinflusst ganz wesentlich auch die Entwicklung des Mikrobioms und hat damit nicht nur indirekten Einfluss auf Hungergefühl und Sättigung, sondern auch auf viele andere psychische Funktionen.

Die Wirkung des Zuckers

Widmen wir uns nun der spezifischen Bedeutung des Zuckers und warum viele Menschen zu viel davon konsumieren wollen. Mit dem Begriff »Zucker« sind hier vor allem Mono- und Disaccharide gemeint, die in der Natur in gewissen Mengen in Früchten, aber auch in Gemüse vorkommen. Eine konzentrierte Form stellt der Haushaltszucker dar, der nicht nur in Süßspeisen und Getränken vorkommt, sondern immer mehr auch als versteckter Geschmacksverstärker oder zur Konservierung eingesetzt wird.

Wie bereits erwähnt, ist der Zuckerspiegel lebenswichtig für das Gehirn. Deshalb steht allen Primaten ein gut abgestimmtes, komplexes System zur Verfügung, um diesen Spiegel 24 Stunden täglich weitgehend stabil zu halten. Einfach gesagt: Solange wir Energiereserven in Form von

Wirkungen des Zuckers

Für die Funktionen des Gehirns ist Zucker unabdingbar. Im Überschuss genossen stellt er eine große Gefahr dar, vor allem wenn er bei psychischen Konflikten missbraucht wird. Ein Tierexperiment hat deutlich bewiesen, dass Zucker das Lustzentrum des Nucleus accumbens bedient, wobei insbesondere Nahrungsmittel mit hohem Zuckergehalt ein rasches Belohnungserleben vermitteln. Auch unter Stress ist eine deutliche Dosissteigerung des Zuckerkonsums zu beobachten. Die hohe und permanente Verfügbarkeit von Zucker führt parallel dazu zum »operanten Konditionieren«, also zum Lernen am Erfolg, weil die Erfahrung von Kontrolle fehlt.

Wie hier nur andeutungsweise dargelegt, verlangt der gesunde Umgang mit zuckerhaltigen Substanzen große Sorgfalt. Zucker muss nicht direkt zugeführt werden, da er auch aus anderen Substanzen, Fett und Proteinen oder komplexen Kohlenhydraten gebildet werden kann.

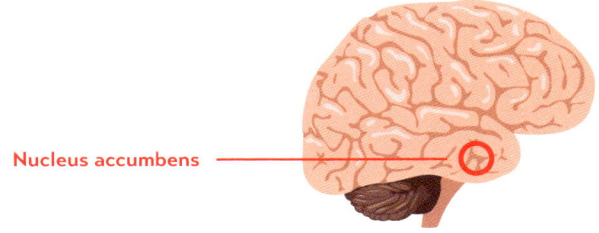

Nucleus accumbens

Zucker- oder Fettspeichern haben, kann der Organismus diese immer freisetzen bzw. in Zucker umwandeln, um letztlich auch direkt das Gehirn zu versorgen. Gleichzeitig ist Zucker die einfachste Form, um die zugeführte Energie sofort umzusetzen. Auch Neugeborene erhalten in der Muttermilch viel Zucker, der sofort verwertet werden kann, da die meisten Stoffwechselvorgänge sich erst in den ersten Lebensmonaten entwickeln. Dies bedeutet aber auch, dass wir wie erwähnt erste angenehme Erfahrungen und Prägungen von Lust und Zufriedenheit durch Zucker erfahren – ein Zustand, der auch eine zu dominante Konditionierung bedeuten kann.

Krankheitswertige Verhältnisse

Evolutionsbiologen stellen aktuell die These auf, dass die Menschheit aufgrund wiederkehrenden Mangels an Nahrung zu einer Überernährung tendieren würde. Dies könnte aber bedeuten, dass Menschen grundsätzlich bei ausreichendem Angebot übergewichtig werden müssten. In der Geschichtsschreibung wird vor allem in Phasen der sogenannten Dekadenz in bestimmten Gesellschaftsschichten ein maßloses Essen beschrieben, wie in den Zeiten des untergehenden römischen Reiches oder als Ausdruck von Wohlstand. Generell dürfte bei den meisten nicht hungernden Menschen eher der Stoffwechsel ein gesundes Gleichgewicht geregelt haben. Warum sonst müsste sich die heutige Industrie so sehr bemühen, natürliche Sättigungsgefühle zu überwinden? Das Problem einer Störung des Ernährungsverhaltens ist neben den permanenten Angeboten ganz offenbar vielschichtiger.

Das Biopsychosoziale Krankheitsmodell

Einflussfaktoren und Beispiele

Biologische Faktoren	Psychische Faktoren	Soziale Faktoren
Genetik	Stressempfindlichkeit	Schichtenzugehörigkeit
Immunsystem	Emotionale Belastbarkeit	Bildung
Körpergewicht	Persönlichkeitsstruktur	Erziehung

In der Psychiatrie hat sich das vom US-amerikanische Psychiater George L. Engel entwickelte biopsychosoziale Modell zum Verständnis der Entwicklung von psychischen Störungen etabliert. So können die komplexen Einflüsse und deren Wechselwirkungen gut dargestellt und verständlich gemacht werden. Gesundheit wird als dynamischer Prozess verstanden. Sie stellt sich ständig ein, indem autoregulative Prozesse aus verschiedenen Lebensbedingungen oder Belastungen wieder ein physisches und psychisches Gleichgewicht herstellen oder es durch Überlastung zu Störungen und damit zu Krankheiten kommt.

So wird jede Person durch verschiedene Einflüsse geprägt, gefördert oder auch belastet. Zu den biologischen Faktoren gehören zum Beispiel die körperliche Konstitution, genetische Faktoren, der Ernährungszustand, zu den psychischen die emotionale Belastbarkeit, die Persönlichkeitsstruktur oder auch die Vulnerabilität (Verletzbarkeit) und zu den sozialen und Umweltfaktoren Familie, Schule, Gesellschaft, ökonomische Verhältnisse. Bis zu einem gewissen Ausmaß sind alle Menschen belastbar und reagieren auf Stress mit entsprechenden Gegenmaßnahmen, um ein Gleichgewicht zu erhalten oder wieder herzustellen. Ist eine Belastung dauerhaft oder zu groß, treten entsprechende Störungen auf. Diese können sich in nachteiligem Verhalten oder psychischen, aber auch organischen Krankheiten zeigen.

> Die Möglichkeiten eines individuellen Lebensstils haben offenbar auch viele Menschen immer mehr vereinsamen lassen.

Die Belastungen der modernen Gesellschaft haben offenbar trotz aller Fortschritte und Annehmlichkeiten zugenommen, da auch die Erwartungen und Anforderungen an das Individuum zunahmen, beziehungsweise weil immer mehr gesellschaftliche Veränderungen nicht nur Freiheiten, sondern auch Verunsicherungen für den Einzelnen bedeuten.

Die Möglichkeiten eines individuellen Lebensstils und die gesellschaftlichen Freiheiten haben offenbar auch – in der dann negativen Form – viele Menschen immer mehr vereinsamen lassen. So leben viele Menschen mit Essanfällen oft sehr zurückgezogen und können nicht mehr gemeinsam mit anderen essen. Auch viele übergewichtige Personen schämen sich und vermeiden möglichst die Nahrungsaufnahme in einem öffentlichen Lokal. Umgekehrt berichten viele übergewichtige Menschen, wie wichtig es für sie ist, fett- und zuckerreich zu essen.

An den aktuellen Gewichtsproblemen kann man sehen, dass Essen zu einem Ersatz für viele unerfüllte andere Bedürfnisse geworden ist. Hat sich jemand anfangs gelegentlich einen Becher Eis vergönnt, so wird die süße Speise bald als kurzer, angenehmer und entspannender Genuss zur lieben Gewohnheit. Gleichzeitig ist das Körperbild in unserer Gesellschaft viel wichtiger geworden, geradezu als Symbol für die Chancen in unserer gesellschaftlichen Hierarchie. Diese Diskrepanz zwischen persönlichem Bedürfnis nach Entspannung und äußeren Erwartungen auch das körperliche Aussehen betreffend, führt zu einer Zunahme an innerer Spannung, da jedes Kilogramm mehr den Betroffenen von erfolgreichen Menschen zu entfernen scheint. So leiden manche mit oft nur geringem Übergewicht häufig unter ihrem Aussehen und versuchen über diverse Diäten eine kurzfristige Gewichtsreduktion. Hier wirken zwei Faktoren dem meist wenig erfolgreichen Versuch entgegen: Nahrung als Basis des Lebens wird zum Ersatz für viele andere emotionale Bedürfnisse und ist extrem leicht und günstig verfügbar. Zum anderen werden uns stets positive Gefühle im Zusammenhang mit dem Konsum suggeriert.

In der Generation der 30- oder 40-Jährigen gehört es zur beruflichen Karriere, fit, stark und attraktiv zu sein. Wer Karriere machen möchte, sollte also auch unbedingt schlank sein. Dem gegenüber steht heute aber ein ganz anderes Problem: das zunehmende Übergewicht. Parallel zu diesem sozialen Druck finden wir ständig mehr Menschen, die sich immer mehr vom idealen Gewicht entfernen und sogar gesundheitliche Probleme allein aufgrund der Überernährung entwickeln. Viele, die nach dem idealen Aussehen streben, scheitern schon daran, ein gesundheitlich annehmbares Gewicht zu halten.

Klassische Essstörungen

Bei den sogenannten Essstörungen erfüllt das Essen grundsätzlich eine Ersatzfunktion. Aufgrund psychischer Störungen wird das Essen an sich zur Kompensation innerer Spannungen, Ängste, Ärger, Wut ect. gebraucht. Dann können ab einem bestimmten Ausmaß krankheitswertige Symptome entstehen, die auch die Diagnose einer Essstörung rechtfertigen und unter dem Erkrankte sehr leiden. Die bekanntesten Formen sind die Anorexia nervosa und die Bulimia nervosa.

Bei der Anorexie oder Magersucht wird die Nahrungs- bzw. Kalorienaufnahme strikt kontrolliert und sehr stark eingeschränkt. Diese Erkrankung führt zu Untergewicht und wird in weiterer Folge unter Umständen lebensbedrohlich.

An Bulimie erkrankte Menschen versuchen ebenso ihre Kalorienzufuhr einzuschränken, allerdings werden die Perioden der strengen Kontrolle immer wieder von schweren Essanfällen unterbrochen. Um eine Gewichtszunahme zu vermeiden, werden dann harte Gegenmaßnahmen ergriffen. Diese reichen von Erbrechen bis zu Missbrauch von Abführ- oder Entwässerungsmittel oder exzessivem Sport. Das Köpergewicht ist oft im Normbereich, es gibt aber auch Erkrankte mit Unter- oder Übergewicht. Und auch dieses Essverhalten kann zu lebensbedrohlichen Komplikationen führen.

Binge-Eating-Störung

Eine weitere, allerdings weniger bekannte Form der Essstörung ist das sogenannte »Binge-eating«. Auf diese weniger bekannte Form möchten wir in diesem Kapitel ein wenig näher eingehen, da es sich dabei um eine spezielle Form der Gewichtszunahme handelt. Die hier auftretenden schweren Essanfälle erfolgen nämlich ohne anschließende Gegenmaßnahme und führen so zu Übergewicht bis hin zur Adipositas, der schweren Form von Übergewicht.

Als eigene Störung genannt wird die sogenannte Binge-Eating-Störung seit 2015 im »Diagnostic and Statistical Manual of Mental Disorders«, einem Klassifikationssystem für psychische Störungen, herausgegeben von der Amerikanischen Psychiatrischen Vereinigung. Die Diagnose wird anhand folgender Kriterien erstellt: Wöchentlich wiederkehrende Essanfälle, die gekennzeichnet sind durch

- Nahrungsmengen, die definitiv größer sind, als die meisten Menschen in vergleichbarem Zeitraum (z.B. innerhalb von zwei Stunden) und unter ähnlichen Umständen essen würden;
- das Gefühl des Kontrollverlustes beim Essen, dass man nicht aufhören bzw. nicht kontrollieren kann, weder wie viel noch was gegessen wird.

Essstörungen – Hintergründe · Ursachen · Symptome

Vulnerabilitätsfaktoren der Essstörungen
- Erlerntes Essverhalten in Familien
- Perfektionismus/Zwänge (v.a. Anorexie)
- Impulsivität (v.a. bei Bulimie und BED)
- Negativer Selbstwert
- Soziale Probleme wie Einsamkeit
- große Bedeutung von Gewicht/Figur für Selbstwert
- Gesellschaftliches Schlankheitsideal
- Emotionsregulationsstörung
- Genetik

Akute Auslöser/Stressoren
- Diät
- Überlastung/Überforderung (Arbeit, Studium)
- Konflikte
- Kritische Lebensereignisse (Umzug, Trennung)
- Traumata (Gewalt, Missbrauch)

Charakteristisch ist zudem das sehr hastige Essen (Schlingen) vor allem von fett- und zuckerreichen Speisen bis zum unangenehmen Völlegefühl ohne körperliches Gefühl von Hunger. Aus Verlegenheit und Scham essen die Betroffenen regelmäßig allein und erleben Ekel gegenüber sich selbst. Im Anschluss an den Essanfall sind sie deprimiert und leiden unter großen Schuldgefühlen. Treten diese Essanfälle mindestens einmal pro Woche für drei Monate auf, kann die Diagnose gestellt werden. In der Folge dieser Essstörung kommt es zu Übergewicht oder sogar zur Adipositas.

Im Durchschnitt beträgt die Summe aller Essstörungen bis ca. fünf Prozent in der Bevölkerung. Die Zahlen der Menschen mit Übergewicht oder Adipositas sehen allerdings ganz anders aus.

Ein paar Zahlen

In Österreich finden wir aktuell ca. 32,6 Prozent (2014, Statistik Austria) mit Übergewicht und zusätzlich 15 Prozent mit schwerem Übergewicht, der sogenannten Adipositas, während die USA mit fast 40 Prozent Spitzenreiter der OECD-Statistik sind. Bemerkenswert ist demgegenüber beispielsweise die niedrige Quote bei den Japanern.

Internationale Adipositas-Zahlen (OECD, 2017):

OE	D	OECD	USA	MEX	JPN
14,7 %	23,6%	19,5%	38,2%	32,4%	3,7%

Davon betroffen sind nun auch immer mehr junge Menschen, was insofern höchst relevant ist, da bereits hier die ersten gesundheitlichen Probleme auftreten und diese Menschen ein Leben lang begleiten können. Mögen Angebot oder Preise von Nahrungsmitteln auch eine Rolle spielen, so gibt es hier noch zahlreiche andere Faktoren, die unser Ernährungsverhalten stark mitbestimmen und dessen wir uns oft nicht unmittelbar bewusst sind.

Übergewicht

Ausschlaggebend für die Feststellung von Übergewicht ist der Body-Mass-Index, der folgendermaßen errechnet wird: Kilogramm Körpergewicht durch das Quadrat der Körperlänge in Metern. Von Übergewicht sprechen wir ab einem BMI von über 25. Ausnahmen könnte beispielsweise eine hohe Muskelmasse sein, dann ist dieser Richtwert unzureichend (siehe S. 45).

Das Ernährungsverhalten wird wie bereits beschrieben durch innere wie äußere Impulse bestimmt. Diese Regulationsmechanismen geraten offenbar in den letzten Jahrzehnten stark ins Wanken. Selbst unter der Berücksichtigung von Stoffwechselstörungen oder hormonellen Einflüssen stellt das Übergewicht in vielen Ländern weltweit ein sehr ernstes gesundheitliches Problem dar.

Das Essen dient dem leiblichen Wohl. In manchen Kulturen bedeutet daher ein eher molliges Aussehen bis heute auch Wohlstand. Oder auch, dass nicht so schlanke Frauen noch ungeborenes Leben besser versorgen können. Im europäischen Raum hat sich dieses Schönheitsideal völlig verändert, sodass ab Beginn des 20. Jahrhundert endgültig eine eher schlanke Figur insbesondere bei Frauen erstrebenswert erscheint.

Allerdings entwickelte sich seit den 1970er Jahren zunehmend ein verändertes Essverhalten, das schließlich zu Übergewicht und der noch gravierenderen Form, der Adipositas führen kann. Gleichzeitig beginnen schon sehr junge Menschen, oft vor Beginn der Pubertät, sich mit ihrem Körperbild auseinanderzusetzen. Das Erscheinungsbild ist oft Teil der eigenen Identitätsfindung: So wird gutes Aussehen vermehrt mit einer schlanken Figur und einem trainierten Körper assoziiert. Junge Menschen stehen heute insbesondere durch peer-groups, sei es in der Schule oder über soziale Medien, unter größerem Druck, was ihr Aussehen betrifft, als die meisten der schon älteren Generation. Die Selbstdarstellung in den Medien wird perfektioniert, viele Details werden geprüft und auch besprochen. So entsteht schließlich ein sehr großes

Spannungsfeld in der Gesellschaft: Einerseits wurde eine schlanke Figur stark und übermäßig idealisiert, andererseits entwickeln Menschen in einem bisher nicht bekannten Ausmaß Übergewicht.

So gibt es also in Zeiten des Überangebots an Nahrungsmitteln auch Menschen mit – aus medizinischer Sicht – zu wenig Körpergewicht, ebenso wie Menschen, die durch ihre Ernährungsweise zu viel an Körpergewicht zeigen. Wenngleich ein Über- oder Untergewicht auch genetische oder andere biologische und psychischen Ursachen haben kann, sind diese körperlichen Folgen des Essenstils heute ein großes Thema in Industriegesellschaften.

Ursachen des Übergewichts

Die deutsche Gesellschaft für Adipositas führt in ihren Leitlinien für das schwere Übergewicht folgende Ursachen an

- Familiäre Disposition, genetische Ursachen
- Lebensstil (Bewegungsmangel, Fehlernährung)
- Ständige Verfügbarkeit von Nahrung
- Schlafmangel
- Stress
- Depressive Erkrankungen
- Niedriger Sozialstatus
- Essstörungen (Binge-Eating-Disorder, Night-Eating-Disorder)
- Endokrine Erkrankungen (Hypothyreose, Cushing-Syndrom)
- Medikamente (Antidepressiva, Neuroleptika, Phasenprophylaktika, Antiepileptika, Antidiabetika, Glucokortikoide, einige Kontrazeptiva, Betablocker)
- Andere Ursachen (Immobilisierung, Schwangerschaft, Nikotinverzicht)

Wie hier ersichtlich ist, stehen über die Hälfte der möglichen Ursachen mit psychischen Faktoren in Zusammenhang. Stress, zwar als eigener Punkt angeführt, ist aber bei fast allen anderen Punkten auch beteiligt, sodass es sinnvoll ist, hier kurz auf die Ursachen und Wirkungen der Stressbelastungen einzugehen.

Faktor Stress und Übergewicht

Unter Stress verstehen wir physische und psychische Reaktionen auf äußere Reize, auf die eine Person reagiert, um den Anforderungen entsprechend gerecht zu werden.

Richard Lazerus, ein bedeutender amerikanischer Psychologe, entwickelte ein eigenes Stresskonzept. Demnach sei es entscheidend, mit äußeren Reizen oder

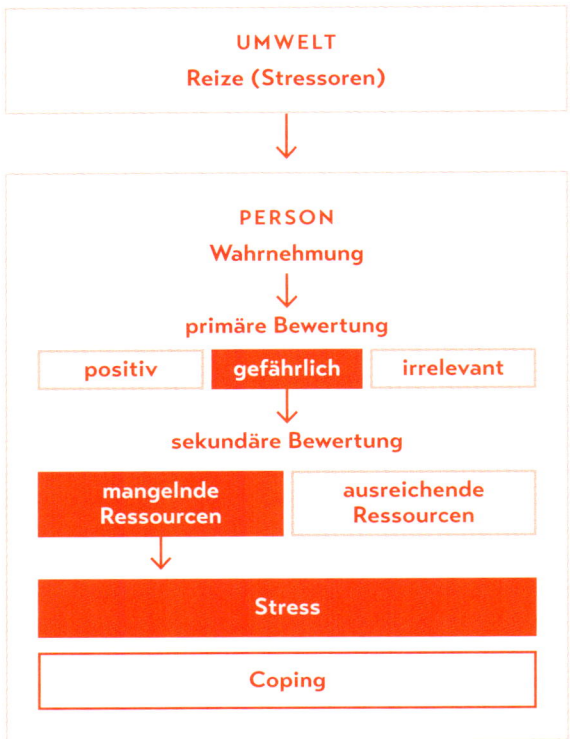

Grafik 4: Stress, primäre und sekundäre Stressbewertung und Coping (Selbstregulation)

Belastungen entsprechend umzugehen und ausreichend Entspannung zu erfahren, damit psychische, körperliche und schließlich soziale Folgen ausgeschlossen werden können. Solange Stress durch entsprechende Maßnahmen bewältigt wird und Entspannung möglich ist, spricht er von »Coping« Ist dies nicht mehr möglich, führt die Situation zur allmählichen Dekompensation mit psychischen und körperlichen Störungen.

In der Psychologie definiert man sogenannte psychosoziale Stressfaktoren. Dabei handelt es sich nicht nur um schwerwiegende Lebenskrisen wie Tod oder Trennung, sondern auch generell um chronische Belastungen wie Zeitmangel, Respektlosigkeit, Bedrohung des Selbst, Perfektionismus, Ängste, aber auch Nachtarbeit, Armut, mangelnde berufliche Gestaltungsmöglichkeiten und Interessen oder soziale Isolation, chronische Krankheiten u.a.m.

Symptome der Stressbelastung sind Müdigkeit, Hilflosigkeit, Schuldgefühle, Hoffnungslosigkeit, Traurigkeit, innere Leere, Verlustangst, Steigerung des aggressiven Verhaltens, Konzentrationsstörungen, Vergesslichkeit. Körperliche Symptome reichen von Magen- und Darmproblemen, Hörsturz, Schlafstörungen, Schwitzen, Schwächung des Immunsystems, Energiemangel, Herzinfarkt und Schlaganfall. Eine viel diskutierte Folge von jahrelanger Stressbelastung stellt das sogenannte Burn-out-Syndrom dar.

Der Zusammenhang zwischen Stress und Ernährung

Sehr häufig sehen wir heute Menschen, die unter Stress etwas essen. Dabei werden dann bevorzugt süße und auch fetthaltige Substanzen bevorzugt. Essen stellt hier die Möglichkeit dar, sich etwas Angenehmes zuzuführen, was subjektiv als wohltuend und damit entspannend erlebt wird.

Welche Mechanismen werden wirksam? Wiederholte Zufuhr von einfachen Zuckern führt zu starker Erhöhung der Insulinausschüttung und damit zur raschen Senkung des Blutzuckerspiegels, was bald zu einem neuen Hungergefühl führt und auch mit einer Änderung des emotionalen Zustands einhergeht. Das heißt, parallel zu den Stoffwechselprozessen laufen auch psychische Prozesse ab.

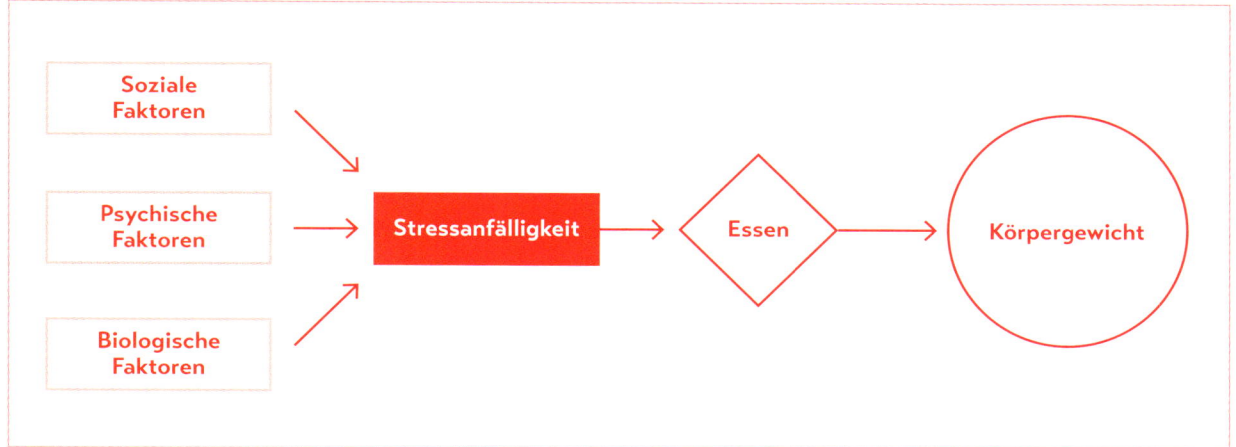

Grafik 5: Biologische, psychische und soziale Stressoren als unbewusste, emotionale Antriebsfaktoren für ungesteuertes Essverhalten, das zu Stressreduktion über das Lernen am Erfolg, dabei aber zu einer schleichenden Zunahme des Körpergewichts führt.

Liking und Wanting

Bestimmte Prozesse können beim Essen zur kompensatorischen Gefühlsregulation verwendet werden, bekannt auch als »Frustessen«. Nahrung wird als Ersatzbefriedigung für andere Bedürfnisse eingesetzt, und wenn eine physiologische Sättigung erreicht ist, aber innere Anspannung oder ein Gefühl der Leere besteht, greifen Menschen aus Erfahrung, dass besonders süße Speisen ein angenehmes Gefühl erzeugen, gerne und wiederholt zu.

Wir unterscheiden heute ein Liking (Mögen, Affekt) und ein Wanting (Wollen, Anreiz). Physiologisch sollten sich diese Faktoren decken, also der körperliche Bedarf, das Wollen, sowie Anreiz und Genuss zu essen. Unser Lebensstil bedingt manchmal, dass hier Differenzen entstehen. In der Psychologie befasste man sich mittels zahlreicher Versuche damit zu zeigen, dass es tatsächlich auch neurobiologische Grundlagen dafür gibt, dass Menschen weiter aus einem Antrieb heraus essen, ohne es aber später noch als reizvoll und angenehm zu erleben.

Die physiologische Wirkung von Stress

Die Hypothalamus-Hypophysen-Nebennierenrinden-Achse stellt ein Regulationssystem für Stress dar und wird daher auch als sogenannte Stressachse bezeichnet. Diese damit geregelten Funktionszustände im Körper sind eine sinnvolle Reaktion des Organismus auf Gefahren, also in einer Fluchtsituation oder bei einem Angriff. Dabei stellt der Körper sich soweit um, dass die beste körperliche und geistige

Reaktion in der akuten Situation gewährleistet ist: Das Gehirn und die Muskeln sind gut durchblutet und Verdauungsvorgänge werden nachrangig.

Die psychischen Folgen von dauerhaftem Stress

Bei chronischem Stress, wie ihn heute viele Menschen im Alltag erleben, wirken sich diese Muster allerdings auch negativ aus und führen zu Problemen der Stimmung, Emotionen, Sexualität, Verdauung, des Energiehaushalts, Immunsystems etc. Wird Nahrung dann als »Trostfutter« zur Stimulation des Belohnungssystems durch Dopaminausschüttung verwendet, so kann es nicht nur zur vermehrten Nahrungsaufnahme, sondern allmählich zu Gewöhnungs- und Konditionierungseffekten kommen.

Weitere negative Konsequenzen des Zuckerkonsums

Besonders problematisch erscheinen aber noch mehr die Risiken für die psychische Gesundheit durch erhöhten Zuckerkonsum. Es mehren sich in verschiedenen Studien die Hinweise, dass sich psychische Erkrankungen durch übermäßigen Konsum von Zucker nicht nur verschlechtern dürften, sondern auch, dass sie vermehrt neu auftreten könnten, was durch die parallel einhergehende abnehmende körperliche Aktivität noch wahrscheinlicher wird.

So wird sich das neue entstehende Fachgebiet der Ernährungspsychiatrie in den nächsten Jahren noch weiter entwickeln und dazu forschen müssen. Aktuelle Forschungsfragen betreffen die Zusammenhänge von Depression und Übergewicht. Inwieweit von süchtigem Verhalten bei Zuckerkonsum gesprochen werden kann, ob eine reduzierte Stressresilienz die Entwicklung von Übergewicht begünstigt oder welche Zusammenhänge zwischen Neuropeptiden, Entzündungsfaktoren und Übergewicht bestehen, da Ernährung bei Stress bidirektional wirksam ist, muss weiter erforscht werden.

Neben der Psychologie und Psychiatrie ist hier besonders die Zusammenarbeit mit der internen Medizin in der Forschung dringend zu fördern.

Therapien

Therapeutische Ansätze bei Übergewicht
- Information und Wissen
- Verhaltensänderung
- Wirkung von körperlicher Aktivität auf die Psyche

Wie wir aus anderen Gebieten der Psychologie und Psychiatrie bereits erfahren haben, kann Wissen den Beginn einer Verhaltensänderung einleiten, auch wenn die

Bedürfnisse zunächst davon unberührt bleiben. Wie bereits erwähnt, unterscheiden wir Liking (Mögen, Affekt) und Wanting (Wollen, Anreiz). So wird dann nicht der tatsächliche Bedarf entscheidend, wann welche Art und Menge gegessen wird, sondern ein anderes Bedürfnis. Emotionale Bedingungen und die entsprechenden Erfahrungen und Assoziationen mit konkreten Nahrungsmitteln sowie die Verfügbarkeit bestimmen dann Auswahl, Zeitpunkt oder Menge der Konsumation. Besonders erschwerend kommt eine sogenannte Konditionierung dazu, also eine erlernte und durch Wiederholung reflexartige Reaktion auf einen bestimmten Reiz. Also z.B. unter Belastung nach einem Stück Süßigkeit.

Beim Wunsch, aus rationalen Gründen Verhaltensweisen zu verändern, ist vor allem die innere emotionale Schlüssigkeit bedeutsam, das heißt langfristig und entgegen innerer oder emotional gesteuerter spontaner Impulse und Bedürfnisse zu wirken. So wissen heute viele Konsumenten über negative Folgen ihrer Essensmuster Bescheid, ohne diese tatsächlich dauerhaft verändern zu können. Gleichzeitig steigen aber dadurch innere Konflikte und Schuldgefühle, die ihrerseits negative Essensmuster sogar verstärken.

Daher ist Wissen und Information nur unter der Voraussetzung einer entsprechenden Motivation zielführend. Das Versprechen von Gesundheit oder besserem Aussehen liegt oft zu fern in der Zukunft, also ist das sogenannte »Kontingenzverhältnis« zu weit. Das bedeutet, dass die Konsequenz dieser Maßnahme nicht unmittelbar oder regelmäßig auftritt und eine entsprechende Belohnung damit subjektiv wenig greifbar ist. Die Aussicht, im Alter gesünder zu sein, der Aufschub der Belohnung sind zu weit entfernt, während die unmittelbare Bedürfnislage, der subjektive Stress, der Wunsch nach Entspannung sehr konkret und stark erlebt wird. Diese Diskrepanz ist übrigens eine der größten Hürden in der Behandlung von zahlreichen Krankheiten in der Medizin, die auch langfristige Verhaltensänderungen erfordern.

Wesentlich effizienter ist daher bei den meisten Menschen die unmittelbare Erfahrung durch Veränderungen. Heute zeigen konkrete Anleitungen beim Kochen oder ein Einkaufstraining mit einer Fachkraft deutlich bessere Erfolge. Wichtig sind kleine und konstante Fortschritte, die die Motivation wie eine Feed-back-Schleife weiter erhöhen. Wesentlich ist auch die positive Besetzung der Lebensmittel, die gewählt werden.

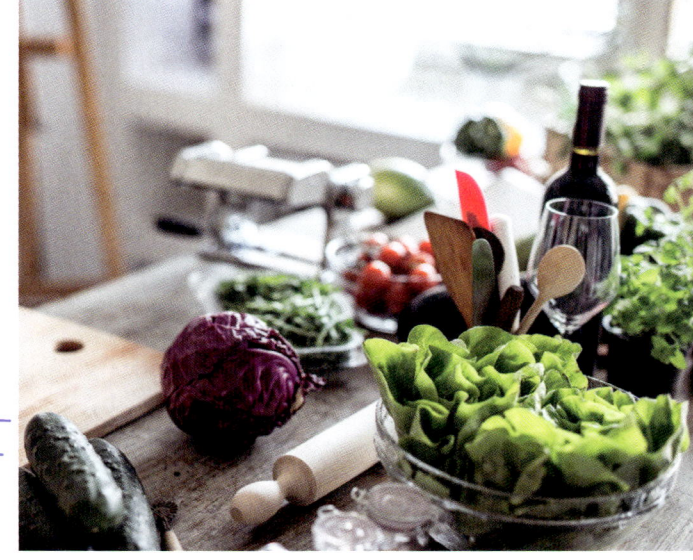

Nicht der Verzicht sollte im Zentrum stehen, sondern der Gewinn an Lebensqualität die auch beim unmittelbaren Genuss eines Gerichts und durch verändertes Essverhalten spürbar werden sollte.

Der Prozess ist ein längerer, da im Lauf der Sozialisation manchmal schon seit der Kindheit und Jugend Verhaltensmuster erlernt wurden oder eine Entspannung über das zusätzliche Essen oft über Jahre praktiziert wurde und die zumeist unbewussten Assoziationen und Konditionierungen sehr starke Einflussfaktoren darstellen. Dies wird in emotionalen Krisenzeiten besonders deutlich, wo es oft zu Rückfällen in alte Verhaltensmuster kommt.

Gerade aus der Suchtforschung wissen wir sehr gut, wie wichtig in der Regel sehr kleine und daher gut erreichbare Ziele sind. Große Vorsätze sind oft zum Scheitern verurteilt und führen dazu, dass viele Menschen völlig resignieren und jede Veränderungsbereitschaft begraben. Wiederholte und seien es noch so kleine Fortschritte und Erfolge stärken dagegen meist Motivation und Sicherheit und führen damit viel eher zum Erfolg.

Therapie der Essanfälle beim Binge-eating-Syndrom

Zunächst ein paar Bemerkungen zur Therapie der schweren Essanfälle. Darunter verstehen wir sicher nicht, dass jemand einmal deutlich mehr isst, als er Hunger hat. Die Lust am Essen aufgrund des besonders guten Geschmacks, des Appetits oder aus einer bestimmten Situation heraus mag einmal über die Gewohnheit oder den Bedarf hinausgehen. Das ist aber erst dann krankheitswertig, wenn die Menge ein Vielfaches der üblichen übersteigt, wenn es mit Kontrollverlust und Ekel gegenüber sich selbst einhergeht und sich dennoch stets wiederholt. Erst in diesen Fällen liegt vielleicht ein sogenanntes Binge-eating-Syndrom vor und bedarf einer intensiveren Behandlung. Die Verbindung von ärztlich-psychiatrischer Behandlung mit Psychotherapie zeigt hier sehr gute Erfolge. Medikamente, die die Impulskontrolle verbessern, sind hier am besten einzusetzen. Dazu gehört vor allem das Fluoxetin in ausreichend hoher Dosierung. Zusätzlich sind auch immer noch andere psychische Probleme zu bedenken, die die Essanfälle weiter fördern können und dann entsprechend in anderer Form zu behandeln sind. Jedenfalls kommt es unter medikamentöser Behandlung in der Folge bei vielen Patienten zu selteneren oder auch zum Ende der Essattacken. Dennoch sollte stets eine Psychotherapie zum Einsatz kommen. Warum? Die hinter der Störung lie-

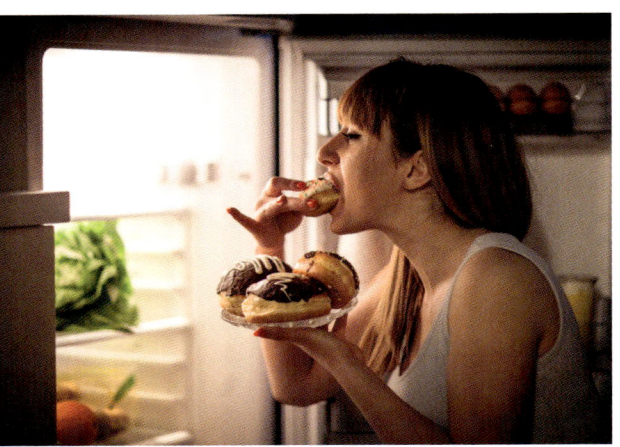

genden Probleme sind auch nach Einsatz von Medikamenten weiter bestehend oder gegebenenfalls chronifiziert und müssten für einen dauerhaften Erfolg erst in einem längeren Prozess gut aufgearbeitet werden.

Zusätzlich bleibt aber die »Übung« beim Essen ein wesentlicher Baustein. Denn häufig steht am Beginn dieser Störung schon ein Zuviel an Zucker oder eine der wenig sinnvollen Diäten, nach deren Ende der Appetit auf alles zu dieser Zeit Verbotene besonders gefördert wurde. Bei vielen Patienten stehen am Anfang ihrer Essstörungen strenge oder einseitige Diäten, um abzunehmen. Diese führen oft zu dem sogenannten Jo-Jo-Effekt: Nach dem mühsamen Abnehmen folgt eine Gewichtszunahme, danach wird mit einer anderen Crash-Diät versucht, wiederum Gewicht zu verlieren. Nach Beenden der jeweiligen Diät wird wieder zugenommen, meist ist man im Endeffekt dicker als zuvor. Wichtig ist auch hier, die Ernährung langfristig umzustellen, zu der zum Beispiel natürlich auch gelegentlich eine Süßspeise gehören kann.

Die Konsequenz

Viele der neuen Möglichkeiten der Ernährung haben nicht nur mehr Kreativität und zahlreiche Erleichterungen in das alltägliche Leben gebracht. Neben den daraus resultierenden gesundheitlichen und ökologischen Problemen ist es für viele Menschen schwierig geworden, richtige Entscheidungen zu treffen und einen maßvollen Umgang mit den Angeboten zu finden. Alle Freiheiten wahllos auszuschöpfen und nach Impulsen zu leben, hat das Wohlgefühl vieler letztlich stark reduziert und auch zu Krankheiten geführt.

Der kulturell geprägte Umgang mit Nahrungsmitteln brachte auch Sicherheiten im Umgang mit den täglichen Mahlzeiten. Eltern gönnen heute ihren Kindern gerne viele Freiheiten, ohne zu bedenken, dass sie sich in einem prägenden Lernprozess und ihnen für ausgewogene Entscheidungen Wissen und Erfahrung fehlen.

So wird heute in Kindergärten und Schulen versucht, Wissen und Anreize zu schaffen, einen gesünderen Lebensstil zu führen, um den inzwischen zunehmenden gesundheitlichen Problemen bei Kindern Einhalt zu gebieten. Denn bereits Kinder werden nicht nur immer öfter übergewichtig, sondern einige erkranken schon im Volksschulalter an Diabetes und Folgekrankheiten durch falsche Ernährung. Hinzu kommt die soziale Ausgrenzung, die eine gesunde psychosoziale Entwicklung zusätzlich noch beeinträchtigt.

Neben der Einhaltung einer gut geregelten Esskultur, die zumindest ein bis zweimal am Tag möglich sein sollte, fördert dies nicht nur den besseren Umgang mit den Mahlzeiten, sondern auch die familiäre oder soziale Kommunikation. Außerdem bewirken erlernte Rituale, dass diese auch einen gewissen Schutz vor zusätzlichem

Essen darstellen. So wie wir bestimmte Schlafrhythmen benötigen, um uns zu erholen, gilt dies auch beim Essen und für die Verdauung.

Das Wissen um die Zusammensetzung von Fertiggerichten ist hilfreich. Dennoch sollten diese möglichst vermieden werden und stattdessen ein Basiswissen zur Zubereitung einfacher gesunder Gerichte bestehen. Eine Leitlinie bei der Auswahl mag die mediterrane Küche sein mit dem Fokus auf Gemüse, Hülsenfrüchte, Getreideprodukte, Obst, pflanzliche Fette und Nüsse. Dabei sollten der Genuss und nicht die Verbote oder permanente Einschränkungen im Vordergrund stehen. Denn gerade einseitige Diäten zum Abnehmen fördern in der Regel noch mehr das Verlangen nach all den Speisen, die für eine bestimmte Episode gestrichen waren und können dann einen besonderen Heißhunger auslösen.

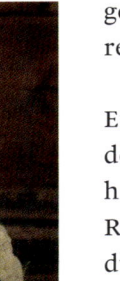

Ein gesunder und auch emotional förderlicher Ernährungsstil ist heute gerade aufgrund der Vielfalt des Angebots möglich und notwendig. Aber gerade hier geht es um die Qualität, die zumeist eher durch Reduktion und einfache Gerichte erzielt wird, als durch große Mengen in stets neuen Verarbeitungen oder Geschmacksrichtungen.

So klappt die Lebensstiländerung

Neustart mit oder ohne Unterstützung

Nachdem wir auf die gesellschaftlichen und psychischen Ursachen für ein Zuviel an Kilos auf der Waage ausführlich eingegangen sind, kommen wir nun zu den konkreten Anforderungen an eine erfolgreiche Therapie gegen das Übergewicht.

»Ich muss jetzt wirklich abnehmen!« Das ist ein oft gedachter Satz, der meistens auch sehr ernst gemeint ist. Nur stellt sich die Frage: »Wie soll ich's angehen?« Die Versuchung, mit irgendeiner Diät zu beginnen, die meistens einen raschen Gewichtsverlust verspricht, ist sehr groß und auch verständlich. Das Problem ist die Nachhaltigkeit, die bei sogenannten »Crash-Diäten« nicht gegeben ist, weil sie sich vor allem durch wenig Essen auszeichnen. Kurzfristige Erfolge sind durchaus möglich, aber eben meist nur kurzfristig. Es wird dann sehr häufig mit der nächsten Diät und der übernächsten begonnen, doch damit schwankt das Gewicht bloß auf und ab. Man spricht vom sogenannten Jo-Jo-Effekt. Und Sie werden bemerken, dass sich plötzlich all Ihre Gedanken nur mehr ums Essen drehen – ohne Freude und ohne Genuss.

Das heißt, es ist wichtig und auch notwendig, dass Sie sich nicht nur per se mit dem Abnehmen, also mit dem schnellen Gewichtsverlust, beschäftigen, sondern sich mit dem Gedanken anfreunden, wie Sie den Lebensstil ändern, um zu einer **GESUNDEN LEBENSQUALITÄT UND ZU KÖRPERLICHEM WOHLBEFINDEN** zu gelangen. Die erste Frage lautet also: »Sind Bewegung und gesunde Ernährung Teil meines Lebens?« Eine Änderung des Lebensstils kann nur Schritt für Schritt, dafür aber konsequent in der Durchführung erreicht werden. Nur dann ist eine dauerhafte Gewichtsreduktion möglich.

Voraussetzung für ein Gelingen sind Ihre Motivation und Ihre Eigenverantwortung, denn Ihr Projekt Lebensstiländerung beginnt zunächst im Kopf. Abnehmen kann niemand für Sie übernehmen. Wichtig ist es, sich **REALISTISCHE ETAPPENZIELE** zu setzen: Ein halber bis maximal einen Kilo pro Woche abzunehmen, wäre eine realistische Vorgabe, damit man nicht entmutigt und demotiviert wird. Laufend kleine Erfolge motivieren, heben die Lebensfreude und das Selbstvertrauen. So ist die Wahl der für Sie passenden Bewegung ein großer Erfolgsfaktor. Suchen Sie sich etwas aus, das Ihnen Spaß macht wie zum Beispiel Tanzen. Haben Sie Ihr gesetztes Etappenziel erreicht, sollten Sie sich auch mit einem Wohlfühlprogramm belohnen (siehe Seite 91) wie mit einem Friseurbesuch oder einer Massage – Ihrer Kreativität sind keine Grenzen gesetzt.

Wichtig ist es auch, den **RICHTIGEN ZEITPUNKT** zu wählen. Es ist nicht sinnvoll mit der Änderung des Lebensstils während einer stressigen Zeit, also beispielsweise vor einer großen Prüfung oder vor einem Jobwechsel zu starten, da Sie für Ihren Neustart einen freien Kopf und Kraft benötigen.

Aller Anfang ist schwer

Wenn Sie sich nun ernsthaft dazu entschlossen haben, Ihr Projekt anzugehen, sollten Sie sich zumindest zu Beginn Unterstützung suchen. Vertrauen Sie auf evidenzbasierte, seriöse Informationen, die Ihnen nicht nur Basiswissen, sondern auch Strukturempfehlungen vermitteln. Evidenzbasierte Medizin ist eine junge Weiterentwicklung der Wissenschaft, die bei einer Behandlung patientenorientierte Entscheidungen auf der Grundlage von empirisch nachgewiesener Wirksamkeit trifft.

Vielleicht können Sie auch Ihre Familie oder Freunde dazu motivieren, Sie bei Ihrem Vorhaben zu unterstützen. Sei es, gemeinsame Unternehmungen wie Spaziergänge, Ausflüge etc. zu planen und/oder auch die Ernährung für die ganze Familie umzustellen und gemeinsam Neues auszuprobieren.

CHECKLIST
Die seriöse ernährungsmedizinische Beratung …
… hat eine fundierte ernährungsmedizinische Ausbildung;
… ist Arzt, am besten mit Zusatzdiplom Ernährungsmedizin; oder
… ist Diätologe – er darf Gesunde und Kranke ernährungsmedizinisch therapieren; oder
… ist Ernährungswissenschaftler, der nur Gesunde beraten darf;
… nimmt sich Zeit, mich und meinen Essalltag kennenzulernen;
… geht auf mich und meine Bedürfnisse ein und versucht gemeinsam mit mir Lösungen zu finden;
… hat nicht das Programm, das allen hilft;
… gibt keine Erfolgsgarantie oder macht Versprechungen;
… will keine »Wundermittel« aufdrängen.

Sehr hilfreich sind **BEWEGUNGS- UND ERNÄHRUNGSPROTO-KOLLE**, die Sie selbst führen, um auch Schwarz auf Weiß zu sehen, was Sie bereits alles umgesetzt haben. Das dient auch der Selbstkontrolle. Sie können dazu auch Apps verwenden, die bereits angeboten werden. Auch das Tragen eines Schrittzählers kann Sie bei Ihrem Bewegungsprogramm unterstützen und motivieren.

Es gibt aber auch die Möglichkeit, sich **PROFESSIONELLE UNTERSTÜTZUNG** zu holen wie z.B. in der Coping School, die im Barmherzige Schwestern Krankenhaus Wien angeboten wird (siehe Seite 90). Coping kommt aus dem Englischen und heißt »Bewältigung«. Es ist ein 12-wöchiges speziell entwickeltes Programm für Personen mit einem BMI>30, das Bewegung unter Anleitung von Physiotherapeuten, eine spezielle Ernährungsberatung mit Genusstraining durch diätologische Experten und ein Coaching sowie Psychoedukation mit Psychotherapeuten in der Gruppe mit maximal neun Personen umfasst.

> **AUF EINEN BLICK**
> - Realistische Etappenziele setzen
> - Bewegungs- und Ernährungsprotokoll erstellen
> - Unterstützung suchen
> - Evidenzbasierte Informationen einholen

Gewichtige Argumente

Wie wir bereits einleitend dargestellt haben, führt ein Ungleichgewicht zwischen Energieaufnahme und Energieverbrauch über lange Zeit zu Übergewicht bzw. Adipositas. Es wird dem Körper mehr Energie zugeführt – meist durch zu viel Fett und Zucker (siehe Grafik S. 27) – als er verbrauchen kann. Diese überschüssige Energie wird im Körper zu Fett umgewandelt und in den Fettzellen (Adipozyten) gespeichert. Dies erfolgt über zwei Schienen:

1. durch die Zunahme des Fettgehaltes in den Fettzellen und
2. durch die Zunahme der Fettzellen.

Grundsätzlich folgen aus dieser langfristig positiven Energiebilanz Übergewicht und Adipositas. Früher glaubte man, dass man im Erwachsenenalter keine neuen Fettzellen bilden kann. Das dürfte so nicht stimmen. Studien haben gezeigt, dass sich neue Fettzellen aus den Präadipozyten (Vorstufe der Fettzellen) bilden können, wenn die vorhandenen Fettzellen keine Speicherkapazitäten mehr aufweisen. Hormone spielen zusätzlich eine große Rolle, da sie die Anzahl und Größe der Adipozyten beeinflussen. Frauen haben z.B. mehr Fettzellen als Männer. Beim Abnehmen wird die Anzahl der Fettzellen nicht verringert, sondern sie bleibt weitestgehend konstant, vielmehr kommt es zu einer Schrumpfung der Adipozyten.

Der Fettanteil

Das Körpergewicht per se ist nicht entscheidend, denn mehr Kilos auf der Waage können auch einer ausgeprägten Muskelmasse geschuldet sein, wie z.B. bei Hochleistungssportlern. Aus diesem Grund ist der Body-Mass-Index (BMI) als alleinige Messgröße für die Diagnose Übergewicht und Adipositas nicht ausreichend, da aufgrund der Formel aus dem Körpergewicht in Kilogramm dividiert durch das Quadrat der Körpergröße in Quadratmetern über den tatsächlichen Fettgehalt des Körpers keine Aussage getroffen werden kann. Deshalb ist unbedingt zusätzlich zum BMI die Fettverteilung und der Taillenumfang zu beachten. Ein erhöhter Taillienumfang gilt im Übrigen als Risikofaktor für Folgeerkrankungen wie z.B. Herz-Kreislauf-Erkrankungen und dem metabolischen Syndrom bzw. Diabetes mellitus Typ 2.

Die Fettverteilung

Eine wichtige Information ist nicht nur der Fettanteil, sondern auch dessen Verteilung, denn bei der Zunahme an Körpergewicht lagert sich das Körperfett an unterschiedlichsten Stellen an. Dabei unterscheidet man im Wesentlichen zwei Typen:

DER ANDROIDE ODER APFELTYP ist männertypisch und sammelt das Fett vermehrt um den Bauchbereich an. Geläufig dafür sind auch die Begriffe »abdominale Fettverteilung«, umgangssprachlich »Bierbauch«. Diese Art der Fettverteilung steht in Verbindung mit einem erhöhten Risiko für Begleit- und Folgeerkankungen wie Herz-Kreisauf-Erkrankungen, Bluthochdruck und Diabetes mellitus Typ 2. Auch Frauen können nach diesem Muster an Köpergewicht zunehmen. Obwohl diese Art der Fettverteilung ein erhöhtes Risiko aufweist, nimmt man mit diesem Typ leichter

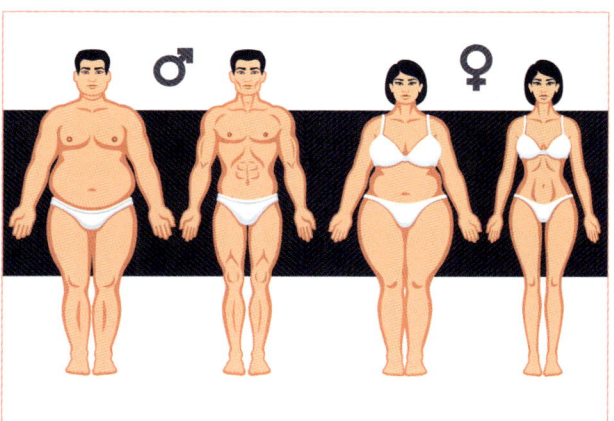

ab, da diese Fettzellen schneller auf fettabbauende Reize reagieren und Größe sowie Gewicht rascher reduzieren als Fettzellen in anderen Körperregionen.

DER GYNOIDE ODER BIRNENTYP tritt häufiger bei Frauen als bei Männern auf und weist einen vermehrten Fettansatz an Hüften, Oberschenkeln und Gesäß auf. Er ist für die Gesundheit risikoärmer als der Apfeltyp, allerdings steigt mit zunehmendem Übergewicht auch beim Birnentyp die Wahrscheinlichkeit, dass sich im Bauchbereich zu viele Fettdepots ansammeln können.

Messungen

BMI
Körpergewicht in kg / Körpergröße in m^2
Beispiel: Frau 170 cm groß und 90 kg
90 kg / 1,7 x 1,7 = BMI von 31

Risikotabelle nach der BMI-Messung

Klassifikation	BMI (kg/m2)	Risiko für Begleiterkrankungen
Normalgewicht	18,5–24,9	durchschnittlich
Übergewicht	>/= 25	durchschnittlich
Präadipositas	25,0–29,9	gering erhöht
Adipositas Grad I	30,0–34,9	erhöht
Adipositas Grad II	35,0–39,	hoch
Adipositas Grad III	>/= 40,0	sehr hoch

Bauchumfang
Wenn Sie Ihren Bauchumfang richtig messen wollen, gehen Sie folgendermaßen vor:
- Stehen Sie mit freiem Oberkörper
- Legen Sie das Maßband in der Mitte zwischen dem unteren Rippenbogen und dem Beckenkamm – das ist meist knapp oberhalb des Nabels. Der Nabel ist ein guter Anhaltspunkt, damit Sie in weiterer Folge immer an der gleichen Stelle messen.
- Legen Sie das Maßband in gerader Linie um den Bauch
- Lesen Sie den Bauchumfang in ausgeatmetem Zustand ab

Risikotabelle nach der Bauchumfang-Messung

Taillenumfang (cm) Männer	Taillenumfang (cm) Frauen	Risiko für metabolische Komplikationen
> 94	> 80	erhöht
>102	> 88	deutlich erhöht

Die Messung des Bauchumfangs ist für Sie wichtiger als das Ergebnis auf der Waage. Denn durch vernünftiges Abnehmen, das heißt, nicht nur ausgewogen essen, sondern vor allem mehr Bewegung, werden Sie anfangs auf der Waage wenig Erfolg sehen, da Sie Muskelmasse vermehren, die schwerer ist als Fett. Allerdings beginnt sich der Körper zu modellieren, indem er das Bauchfett reduziert. Wenn der Hosen- und/oder Rockbund loser sitzt, sind Sie auf dem richtigen Weg, was sich auch bei der Körperfettmessung zeigen wird.

Körperfett

Die Körperfettmessung gibt Aufschluss darüber, wie hoch der Fettanteil in Ihrem Körper ist, und zeigt Ihnen, ob Sie beim Abnehmen auf dem richtigen Weg sind. Wenn das Gewicht noch konstant bleibt oder sich nur sehr wenig reduziert, aber der Körperfettanteil abnimmt, sind Sie auf Erfolgskurs. Dann haben Sie nämlich bereits Muskelmasse aufgebaut und Fettmasse reduziert.

Bioelektrische Impedanzanalyse – BIA

Bei dieser Körperfettmessung werden Elektroden an Händen und Füßen geklebt. Es wird durch einen schwachen elektrischen Strom, den Sie nicht spüren, der Widerstand gemessen, der Aufschluss über Muskel-, Organ- und Fettmasse sowie Wassergehalt gibt. Zu dieser Messung benötigt es spezielle Geräte, die es z.B. im Fitnesscenter oder in Adipositaszentren gibt.

Körperfettwaagen

Sie basieren auch auf dem BIA-Verfahren. Wichtig ist, dass Sie sich immer zur gleichen Zeit unter den gleichen Bedingungen messen. Und benützen Sie immer nur dieselbe Waage, denn trotz Eichung bekommen Sie sonst unterschiedliche Werte.

Tabelle Körperfettmessung

Klassifikation	Frauen	Männer
Untergrenze	10–13 %	2–5 %
Athletisch	14–20 %	6–13 %
Fit	21–24 %	14–17 %
Durchschnittlich	25–31 %	18–24 %
Fettleibig	32 % und mehr	25 % und mehr

Energieberechnung

Wenn man nun beginnen möchte, Kalorien einzusparen, ist es erst einmal wichtig zu wissen, wie viele Kalorien man am Tag zu sich nehmen darf. Um daher den täglichen Kalorienverbrauch berechnen zu können, muss man die Summe des Grundumsatzes und des Leistungsumsatzes addieren.

Der Grundumsatz

Das ist jene Energie, die Ihr Körper pro Tag bei völliger Ruhe zur Aufrechterhaltung seiner grundlegenden Funktionen (Atmung, Blutkreislauf, Verdauung etc.) benötigt. Der Grundumsatz ist von Faktoren wie Geschlecht, Alter, Gewicht, Körpergröße, Wärmedämmung durch Kleidung, Gesundheitszustand (z.B. Fieber) und Muskelmasse abhängig. Wichtig im Zusammenhang mit Gewichtsabnahme ist die Muskelmasse. Denn je mehr Muskelmasse Sie haben, die Sie sich durch ausreichend Bewegung antrainiert haben, umso höher ist Ihr Grundumsatz, das heißt, sie verbrauchen in Ruhe mehr Energie.

> **AUF EINEN BLICK**
> Viel Muskelmasse
> → erhöht den Grundumsatz
> → steigert den Energieverbrauch in Ruhe

Der Grundumsatz wird nach der Harris-Benedict Formel berechnet:

Für Männer: **Grundumsatz (in kcal/24 h) =** 66,5 + (13,7 x Körpergewicht kg) + (5 x Größe cm) - (6,775 x Alter)

Für Frauen: **Grundumsatz (in kcal/24 h) =** 65,5 + (9,6 x Körpergewicht kg) + (1,8 x Größe cm) - (4,7 x Alter)

Beispiel: 54-jährige Frau mit 57 kg und einer Körpergröße von 164 cm: Grundumsatz 1244 kcal

Der Leistungsumsatz

Das ist jene Energie, die Ihr Körper zusätzlich zum Grundumsatz für körperliche Tätigkeiten und Aktivitäten verbraucht. Während also der Grundumsatz gemessen werden kann, wird der Leistungsumsatz stets anhand der täglichen Aktivitäten angesetzt. Faktoren sind in diesem Fall weder Körpergewicht und Größe noch das Alter, sondern allein die tatsächliche Betätigung und die dafür benötigte Energie. Zum einfachen Berechnen des täglichen Kalorienverbrauchs gibt es daher im Internet zahllose Kalorienverbrauch-Rechner.

Die Bilanzrechnung

Wenn Sie nun wissen wollen, ab welchem Zeitpunkt Ihrer Energiebilanz Sie tatsächlich abnehmen, so trägt der Gesamtenergieumsatz seine Bedeutung bereits im Namen, denn tatsächlich geht es hier um Ihre Tagesleistung. Daher lässt sich auch von den Kalorien sprechen, die Sie am Tag verbrauchen und entsprechend aufnehmen können, um abzunehmen und in weiterer Folge ohne dabei an Gewicht zuzulegen.

Kalorienzufuhr **<** Grundumsatz + Leistungsumsatz
→ Gewichtsabnahme
Kalorienzufuhr **=** Grundumsatz + Leistungsumsatz
→ Gewichtserhalt
Kalorienzufuhr **>** Grundumsatz + Leistungsumsatz
→ Gewichtszunahme

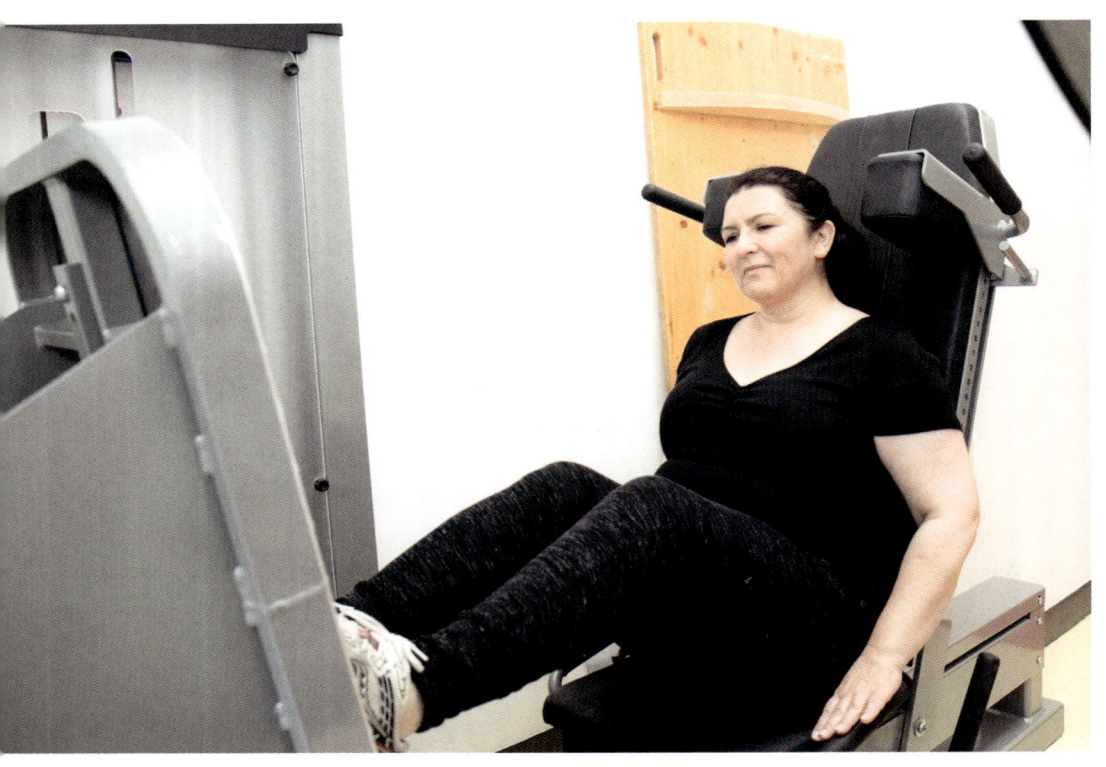

Darling, ich bin im Studio

Wie viel Bewegung wirklich guttut

Hand aufs Herz: Gehören Sie zu jenen 70 Prozent der Österreicher, die nicht gern trainieren oder sich gar dazu zwingen müssen? Nun, mit einem Trainings-Gen wurde niemand geboren, die folgenden Seiten sollen Ihnen deshalb dabei helfen, Ihre Lieblingsaktivität zu finden, die Sie glücklich und gesund macht.

Möchten Sie sich ein konkretes Ziel setzen und eine entsprechende Anzahl von Kilos abnehmen? Wollen Sie ein neues Lebensgefühl, wie Lust an der Beweglichkeit oder Leichtigkeit erspüren? Dann sind Sie bereit!

Für viele Menschen ist gerade dieser Anfang besonders schwer, vor allem wenn es darum geht, körperlich aktiv zu werden. Ein Gefühl des auf sich Zurückgeworfenseins befällt sie, die nötige Motivation zur Bewegung ist noch nicht ausreichend vorhanden.

Aber: Wenn Sie aus Eigenverantwortung und aus tiefster Überzeugung den Wunsch nach Veränderung verspüren und Sie sich für den Weg des Abnehmens entschieden haben, dann wird das Abnehmen auch funktionieren. Um Abzunehmen, ist neben der Diät vor allem körperliche Aktivität – in welcher Form auch immer – notwendig, weil durch Bewegung die Muskeln kontrahieren und der Körper dadurch mehr Energie verbraucht. Das Geschäft mit den unterschiedlichsten Trainingsprogrammen boomt. Der größte Teil des riesigen Angebots ist allerdings nicht ausreichend überprüft und basiert nicht auf wissenschaftlichen Erkenntnissen.

Bewegen, aber richtig

In den letzten Jahren mehren sich internationale Studien, die darauf hinweisen und großteils belegen, dass regelmäßige Bewegung mit mittlerer bis höherer Intensität das Risiko einer Vielzahl von Erkrankungen reduziert. So wurde nachgewiesen, dass regelmäßiges Training zu Gewichtsverlust führt, dass sportlich aktive Frauen

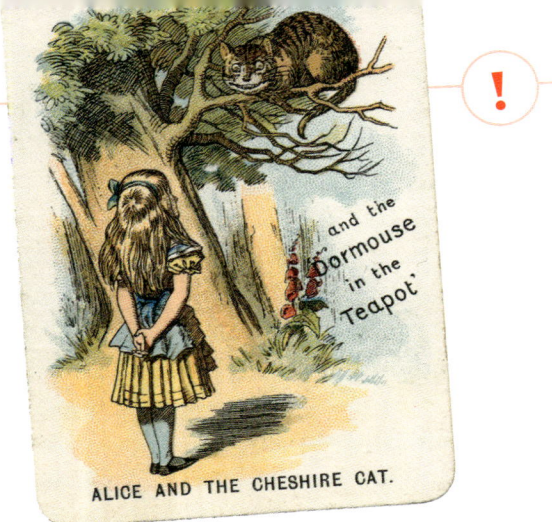

Eine oft zitierte Szene aus Lewis Carrols »Alice im Wunderland« zeigt, worum es geht: Alice trifft auf ihrem Weg durch das Wunderland die Grinsekatze und fragt sie, welchen Pfad sie einschlagen soll. Die Katze antwortet: »Das kommt ganz darauf an, wo du hin willst.« – »Das ist mir ziemlich egal«, erwidert Alice. Darauf die Grinsekatze: »Dann ist es egal, welchen Weg du nimmst.« Die Antwort der Grinsekatze wirft die fragende Alice auf sich selbst zurück, bleibt es doch ausschließlich ihr überlassen, welchen Weg sie wählt. Ihr wird schlagartig klar, dass sie mit ihrer Entscheidung ein großes Stück Eigenverantwortung für sich selbst übernimmt. Eine Eigenverantwortung, die ihr niemand abnehmen kann.

in der Schwangerschaft weniger zu Diabetes mellitus und seltener zu postpartalen Depressionen neigen, und dass regelmäßiges intensives körperliches Training das Risiko einer späteren Demenzerkrankung verringert.

Schon lange ist bekannt, dass Menschen sich deutlich besser fühlen und ihr Aussehen positiver einschätzen, sobald sie ein Bewegungstraining machen – ganz gleichgültig ob sie tatsächlich schon einige Kilos abgenommen haben oder nicht. Denn Studien belegen, dass Trainieren wie ein Antidepressivum wirkt, da es den Spiegel des Wohlfühlhormons Serotonin anhebt. All diese Vorteile soll Sie darin bestärken, Training nicht als Pflicht anzusehen, sondern als etwas, das Ihnen große Befriedigung schenken kann, weil es Spaß macht, weil Sie sich fitter und mental stärker fühlen werden.

Dabei wird als Training jene körperliche Aktivität gezählt, die über eine Basisaktivität – also langsames Gehen oder langes Stehen – hinausgeht.

Häufig besteht der Irrglaube, dass Abnehmen nur im sogenannten Fettstoffwechselbereich, also beim Training mit geringer Belastung möglich ist. Allerdings ist das gerade bei übergewichtigen Personen nicht richtig. In diesem Zusammenhang ist nämlich wichtig zu wissen, dass Fettverbrennung nicht gleichbedeutend ist mit Fettabbau. Denn bei geringer körperlicher Belastung ist der prozentuelle Anteil an Fett bei der Verbrennung gering, es wird bei mittlerer und höherer Belastung neben dem Fett auch Glucose verbrannt, was insgesamt einen höheren absoluten Fettabbau bewirkt. Der Körper verbraucht dabei auf alle Fälle viel mehr Energie und damit mehr Kalorien. Dies ist entscheidend für die Gewichtsreduktion.

Einfach gesagt: Um Bauchfett zu reduzieren, muss Ihre beim Training verbrauchte Energie über jener Energiemenge liegen, die Sie sich durch Lebensmittel zugeführt haben. Und dieses Energieminus muss über einen langen Zeitraum hinweg eingehalten werden. Das bedeutet nun konkret: Um ein Kilogramm Fettgewebe abzubauen, müssen rund 7.000 Kalorien eingespart werden. Bei einem konsequenten täglichen Energieminus von 250 Kalorien ergibt das eine Abnahme von einem Kilogramm Fett in einem Monat.

Voraussetzung ist, dass Sie neben Ihrer täglichen körperlichen Aktivität auf eine ausgewogene, kalorienreduzierte Ernährung achten und Ihre Mahlzeiten nicht öfter als dreimal täglich einnehmen.

Training wirkt doppelt

Aus medizinischer Sicht ist Ausdauertraining zur Gewichtsreduktion sehr gut geeignet, da es nicht nur während des Trainings Energie verbraucht, sondern bei regelmäßigem Training auch den GRUNDUMSATZ – das ist Ihr Energieverbrauch in Ruhe – erhöht. Dieser Effekt tritt auch beim intensiven Krafttraining auf. Je höher die Belastungsintensitäten bei Ausdauer- und Krafttraining sind, desto größer ist der Grundumsatz direkt nach der Belastung in Ruhe. Dies wird auch als Nachbrenneffekt bezeichnet.

Was unter Aktivität mit mittlerer und höherer Intensität verstanden wird, ist leicht erklärt. Bewegungsabläufe sind – ähnlich einem Medikament – genau dosierbar und damit auch leicht steuerbar. Sie können, wenn Sie das wollen, die nötige Dosis der Aktivität exakt berechnen und somit auch steuern, müssen das aber nicht. Wichtig ist es zunächst zu erkennen, wie viele Aktivitäten im Wochenverlauf zusammenkommen.

Wenn Sie eher der analytische Typ sind: Schaffen Sie sich eine Smartwatch an, die neben dem Schrittzähler auch über eine Pulsuhr verfügt, und lassen Sie von einem Sportmediziner über eine Spiroergometrie Ihren optimalen Fettverbrennungspuls bestimmen. Prinzipiell sollte die Intensität über die Herzfrequenz gesteuert werden, es hat hier aber jeder Mensch seine eigene Pulsvorgabe. Eine orientierende Faustregel lautet: der Gesundheitspuls liegt bei 130. Machen Sie also so viel Bewegung, dass Ihr Puls gerade knapp bei 130 liegt. Aber wie schon gesagt, es gibt durchaus Personen, die auch noch mit 140 in ihrem optimalen Herzfrequenzbereich liegen, Sie trainieren richtig, wenn Sie nicht kurzatmig sind, das ist bei mittlerer und höherer Intensität wie etwa beim Walken oder langsamen Laufen der Fall.

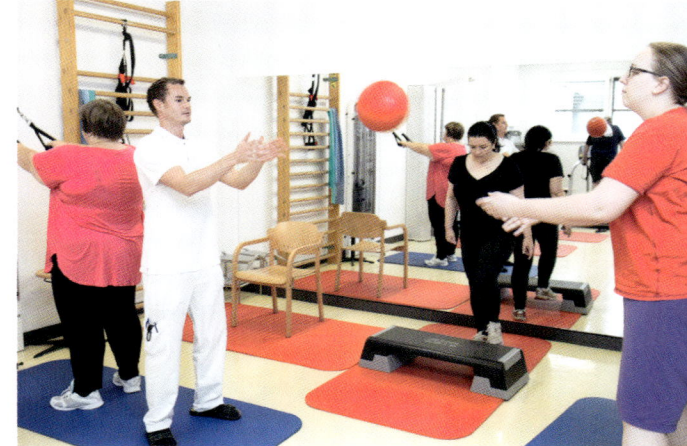

Bewegung mit mittlerer Intensität (3-5 MET)
- Zügiges Gehen
- Gartenarbeit
- Wandern
- Nordic Walking
- Wassergymnastik
- Tanzen

Bewegung mit höherer Intensität (6-10 MET)
- Joggen oder Laufen
- Skilanglaufen
- Radfahren (19–25 km/h, rund 3 min/km)
- Bergwandern
- Herz-Kreislauf-Training an Fitnessgeräten
- Schwimmen

Quelle: Fonds gesundes Österreich, Österreichische Empfehlungen für gesundheitswirksame Bewegung

Eine optimale Steuerung Ihres Bewegungstrainings wird mit den Komponenten Dauer, Häufigkeit, Intensität und Wochenumfang sichergestellt.

- Die DAUER definiert die Zeit der Belastungseinwirkung einer einzelnen körperlichen Aktivität. Sie wird üblicherweise in Minuten oder Stunden angegeben (z.B. 30 Minuten Rad fahren). Bei Kräftigungsübungen wird analog zur Dauer, die WIEDERHOLUNGSANZAHL angeführt (z. B. acht Mal Liegestütz).
- Mit dem Begriff der HÄUFIGKEIT wird die Anzahl gleichartiger Bewegungseinheiten pro Woche angegeben (z. B. drei Mal pro Woche Rad fahren).
- Die INTENSITÄT beschreibt den Anstrengungsgrad einer Aktivität. Die Intensität kann je nach Aktivität und Zielsetzung auf unterschiedliche Weise definiert werden. Prinzipiell gilt als einfache Faustregel, dass wir bei mittlerer Intensität noch sprechen, aber nicht mehr singen können und bei höherer Intensität kein durchgehendes Gespräch mehr führen können. Ihre Atmung gibt Ihnen also darüber Bescheid, ob sie sich noch mit mittlerer Intensität bewegen: Walken Sie gleichmäßig und entspannt, atmen Sie dabei drei Schritte ein und atmen Sie drei Schritte aus.

Energieverbrauch berechnen

Mit dem »Metabolischen Äquivalent« (MET) lässt sich der Energieverbrauch von einzelnen Aktivitäten ermitteln – vom Schlafen über Schreibtischarbeit bis zum Sport. Wenn wir still sitzen und uns nicht bewegen, verbrauchen wir genau ein MET pro Stunde. Das ist der sogenannte RUHEUMSATZ. Beim Schlafen verbrennt der Mensch noch etwas weniger Energie (0,95 MET). Der Unterschied zwischen Ruheumsatz und Grundumsatz: der Ruheumsatz wird nicht im Liegen gemessen, sondern im Sitzen.

Wie viele Kalorien sind 1 MET?

MET lassen sich relativ leicht in Kalorien umrechnen: 1 MET = 1 kcal pro Kilogramm Körpergewicht pro Stunde. Das bedeutet, dass ein 70 Kilogramm schwerer Mensch 70 Kalorien pro Stunde verbrennt, wenn er ganz still sitzt. Um zu ermitteln, wie viele

Kalorien Sie an einem ganzen Tag verbrauchen, müssten Sie die MET für die einzelnen Aktivitäten Ihres Tagesablaufs zusammentragen. Zugegeben, das scheint zunächst etwas aufwendig, aber es gibt verschiedene praktische Apps für entsprechende Bedarfsberechnungen. Fürs Zufußgehen ins Büro werden z.B. durchschnittlich 3,5 MET veranschlagt, für das Radfahren ins Büro bereits 6 MET. Bei diesen Aktivitäten wird demnach das 3,5-fache bzw. 6-fache des Ruheumsatzes verbraucht. Wobei wiederum gilt: 4-5 MET entsprechen einer mittleren Intensität. Diese ist von besonderer gesundheitlicher Wertigkeit.

Wissenschaftlichen Empfehlungen zufolge ist für eine erfolgreiche längerfristige Gewichtsreduktion ein Bewegungsumfang von 250 bis 300 Minuten oder vier bis fünf Stunden pro Woche durch Aktivitäten mit mittlerer Intensität, also z.B. Nordic Walking zielführend. Für bereits Trainierte reduziert sich die Trainingszeit auf 150 Minuten pro Woche allerdings nur bei Sportarten mit höherer Intensität wie etwa dem Jogging.

Beispiel: Für einen erzielbaren Gewichtsverlust sollte ein Energieverbrauch von etwa vier Kalorien pro Kilogramm Körpergewicht pro Stunde, also 4 MET durch Bewegung sichergestellt werden. Bei einem Körpergewicht von 70 Kilogramm könnten Sie durch täglich eine Stunde schnelles Gehen mit sechs Stundenkilometern (entspricht 4 MET) ein Energieverbrauch von 280 Kalorien pro Tag erzielt werden. Also würden Sie bei einem fünfmaligen Training in der Woche auf einen zusätzlichen Verbrauch von 1.400 Kalorien kommen. Das entspricht fünf Stunden schnellem Gehen pro Woche.

Denn oft genug heißt es: »Ich habe zu wenig Zeit!«. Wenn man aber bedenkt, wie viele Stunden wir untertags – sitzend – mit dem Handy spielen oder wie viel Zeit wir vielleicht vor TV und Computer verbringen, dann relativieren sich diese vier bis fünf Stunden sehr schnell. Es gäbe wohl etwa die Möglichkeit, die TV-Nachrichten auch auf dem Ergometerfahrrad strampelnd zu verfolgen ...

Tragen Sie sich Ihre Trainingstage und -zeiten am besten im Vorhinein in einem Kalender zu einer ganz bestimmten Stunde ein, dann ist am Trainingstag der innere Schweinehund leichter zu überwinden. Und seien Sie getrost: Wenn Sie einmal Ihr Traumgewicht erreicht haben, dann reicht ein wöchentliches Training von 150 bis 200 Minuten aus, um die verlorenen Kilos nicht wieder zuzunehmen!

Fett verbrennen, Gelenke schonen

Generell gilt, dass Frauen und Männer ab 35 Jahren sowie Personen mit chronischen Erkrankungen oder mit Übergewicht, die in der Vergangenheit nie Bewegung mit höherer Intensität durchgeführt haben, aber nun damit beginnen möchten, vor einem Trainingsbeginn mit einer Ärztin/einem Arzt über die mögliche Belastungsintensität sprechen und einen sportmedizinischen Test durchführen lassen sollten. Doch es ist von Anfang an wichtig, eine Sportart zu wählen, die Ihrem aktuellen Fitnessniveau entspricht. Und wählen Sie eine solche, die ein geringes Verletzungsrisiko aufweist.

Ganz gleich, ob Sie lieber wandern oder laufen, ob Sie Bowling oder Yoga bevorzugen – jede Sportart verbrennt Kalorien. Übrigens hat es einen Vorteil, etwas gewichtiger zu sein: Wer mehr wiegt, verbraucht nämlich beim Sport auch mehr Kalorien. Die effizientesten Sportarten zum Abnehmen sind die folgenden, wobei sich der angeführte Kalorienverbrauch auf ein Körpergewicht von 100 Kilogramm bezieht:

- Langsames Brustschwimmen: Dabei verbrauchen Sie 215 Kalorien in 30 Minuten. Der Vorteil dabei ist, dass Ihre gesamte Muskulatur beansprucht wird, und durch den Wasserauftrieb das Eigengewicht nicht als Belastung spürbar ist.
- Langsames Radfahren: Der Kalorienverbrauch liegt bei ca. 300 Kalorien in 30 Minuten. Die vorgebeugte Sitzhaltung kann bei Neueinsteigern schnell zu Rückenschmerzen führen. Um dem etwas vorzubeugen, hilft die richtige Sitzhöheneinstellung.
- Langsames Joggen: Joggen ist ein optimaler Fatburner, etwa 400 Kalorien in 30 Minuten werden verbraucht. Vorsicht gilt für Lauf-Neueinsteiger: Bei jedem Schritt wirkt das Dreifache des Körpergewichts auf Hüfte, Knie und Sprunggelenke.
- Nordic Walking: Der Kalorienverbrauch liegt bei etwa 450 Kalorien in 30 Minuten. Walken ist ein guter Fettverbrenner und damit der optimale Einsteigersport, weil er die Gelenke schont.

Sport muss Lust machen

Smartwatch und Smartphone mit entsprechenden Apps können Schrittanzahl, Lauf- oder Gehgeschwindigkeit mit Streckenverlauf und den Kalorienverbrauch mit Herzfrequenz aufzeichnen und auswerten. Sie können auf diese Art Ihre Trainingsfortschritte direkt verfolgen, wobei der ersichtliche Erfolg Ihre Motivation steigert weiterzumachen. Sie können sich auch über die Community mit anderen Sportlern austauschen, sich gegenseitig motivieren oder interessante Lauf- und Wanderstrecken empfehlen.

Sie sollen lieben, was Sie tun: Wenn Sie nicht für diese Ausdauersportarten geschaffen sind, so versuchen Sie es einmal mit Tanzen oder Tai Chi. Jede Bewegung zählt. Welche Sportart Sie auch immer wählen, Sie sollten sich danach mental stärker und fitter fühlen. Vielleicht finden Sie auch mehr Gefallen an einem gesundheitsorientierten Krafttraining. Egal ob es ein Work-out mit dem eigenen Körpergewicht,

Pilates oder Aquafitness ist: Sie verbessern mit dem Anstieg ihrer anabolen Hormone die Stärke Ihrer Muskeln und damit auch Ihre Vitalität im Alltag. Gleichzeitig verbessern Sie Ihre Rumpfhaltung und beugen einer Arthrose und Osteoporose vor. Die Belastungsintensität sollte bei etwa zwölf bis fünfzehn Wiederholungen liegen, bei insgesamt sieben bis zwölf unterschiedlichen Übungen. Studien haben gezeigt, dass schon ein einmaliges Krafttraining pro Woche ein annehmbares Kraftniveau schafft. In der Abnehmphase sollte jedoch zweimal pro Woche im Studio oder zu Hause trainiert werden.

Welchen Weg Sie auch immer einschlagen wollen, es hängt von Ihrer Einstellung ab, vor allem aber davon, wie ernsthaft Sie von Ihrem Plan überzeugt sind, wie sehr Sie durch Änderung Ihres Lebensstils eine Veränderung Ihres Körpers erwirken wollen. Je stärker Sie von Ihrer Entscheidung überzeugt sind, also je stärker Ihr Wille zur Selbstwirksamkeit ist, desto größer wird der Erfolg bei der Gewichtsreduktion ausfallen. Freuen Sie sich schon heute auf Ihr neues Lebensgefühl von morgen!

Im Folgenden haben wir für Sie ein optimales Einsteiger Work-out zusammengestellt. Zu Beginn werden Ihnen vermutlich die Übungen ohne Sprung und Hüpfbelastung leichter fallen, aber Sie werden staunen, wie rasch Sie die Intensität und Schwierigkeitsgrade dieser Übungen steigern können.

Allgemeine Trainingsempfehlung für Einsteiger
Regelmäßiges Ausdauertraining mindestens viermal pro Woche mit moderater Intensität. Je länger, desto effektiver. Für Neueinsteiger reichen am Beginn zehn Minuten, steigern Sie den Zeitumfang um jeweils zehn Minuten, bis Sie eine volle Stunde walken können. Intensives Krafttraining ein- bis zweimal pro Woche.

Nur für Geübte: neben diesem Training mit mittlerer bis höherer Intensität gibt es noch das hochintensive Intervalltraining. HIIT steht für eine Abfolge kurzer, hochintensiver an die Leistungsgrenze gehender Trainingsintervalle, gefolgt von kurzen Pausen. Diese Trainingsmethode kann nur unter medizinischer Begleitung durchgeführt werden.

Work-out für Einsteiger

Lassen Sie sich vom Work-out für Einsteiger inspirieren, nehmen Sie sich genügend Zeit, um die Übungen exakt durchzuführen. Sie benötigen dazu einen Stuhl mit Rückenlehne und einen Stepper. Die Übungen langsam und so exakt wie möglich durchführen. Am Beginn werden Sie die angestrebte Wiederholungszahl von zwölf bis 15 Wiederholungen noch nicht erreichen, aber mit regelmäßigem Training erhalten Sie die entsprechende Sicherheit.

Beginnen Sie zuerst mit einem vierminütigen **Aufwärmtraining.** Gehen Sie zuerst eine Minute auf der Stelle. Rollen Sie die Schultern nach vorne und zurück, kreisen Sie die Arme vorwärts und rückwärts, drehen Sie den Kopf von links nach rechts, neigen Sie dabei das Kinn in der Ausgangsstellung in Richtung Brustbein. Führen Sie die Bewegungen ruhig und langsam durch. Dann beginnen Sie mit dem Work-out. Am Ende führen Sie noch Dehnungsübungen für den Nacken, die Schultern, den seitlichen Oberkörper und für die Beine durch.

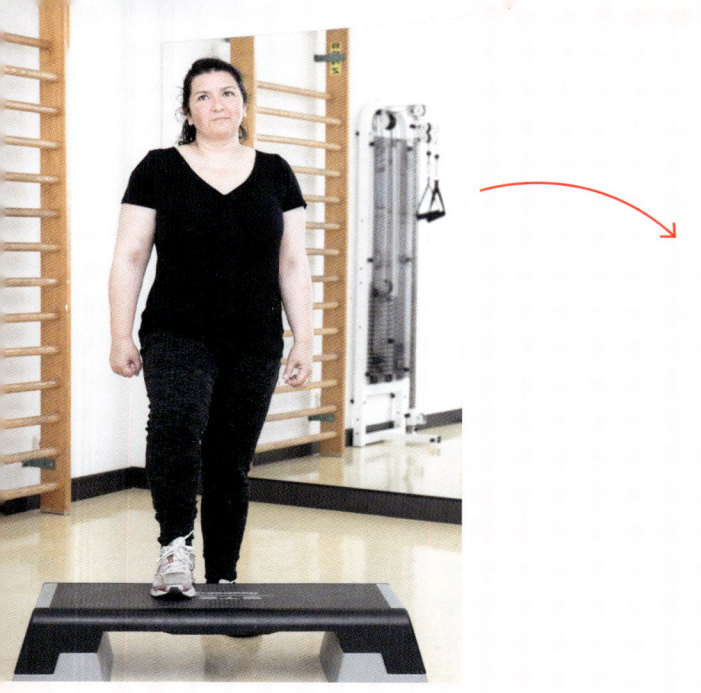

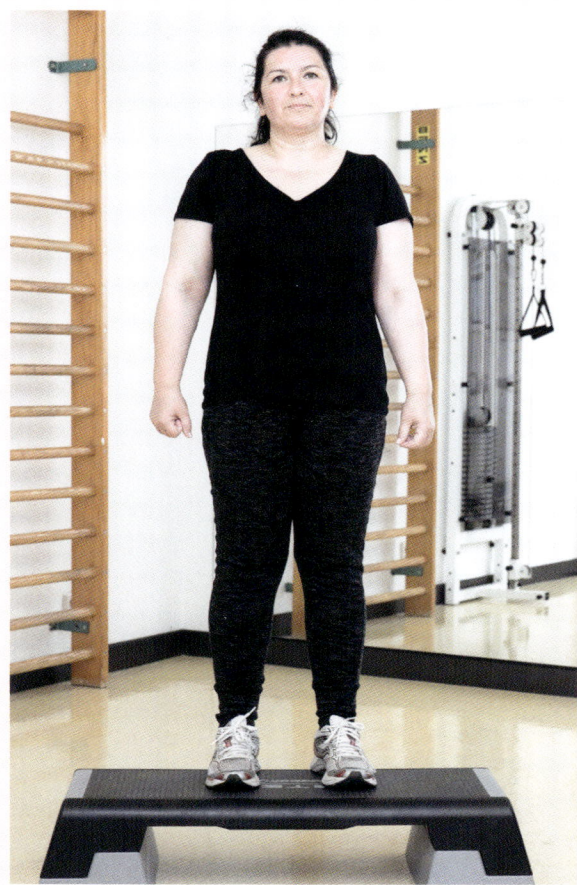

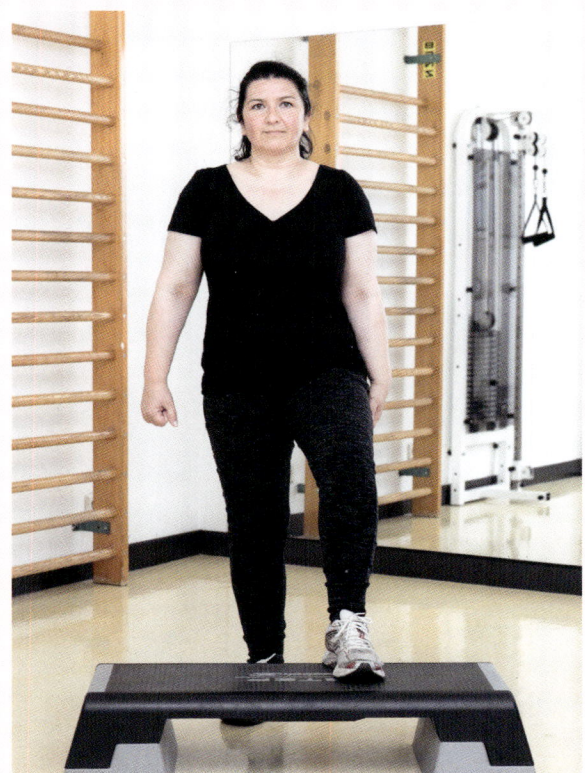

1. Stepper: Steigen Sie zuerst mit dem rechten Bein auf den Stepper, drücken Sie sich hoch, dann stellen Sie das linke Bein dazu. Steigen Sie wieder mit dem rechten Bein zurück, dann das linke dazu, wiederholen Sie die Übung eine Minute lang. Sie können die Übung etwas variieren, indem Sie beim Hochsteigen die Arme über den Kopf heben.

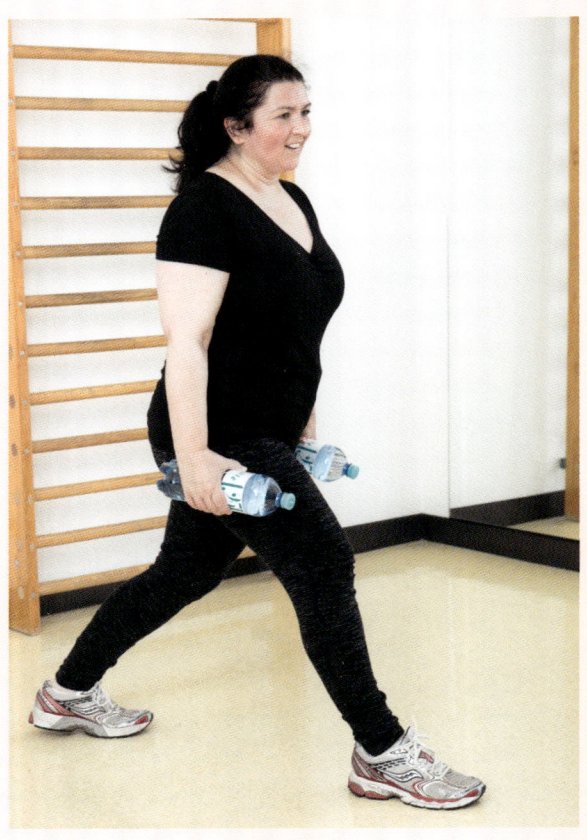

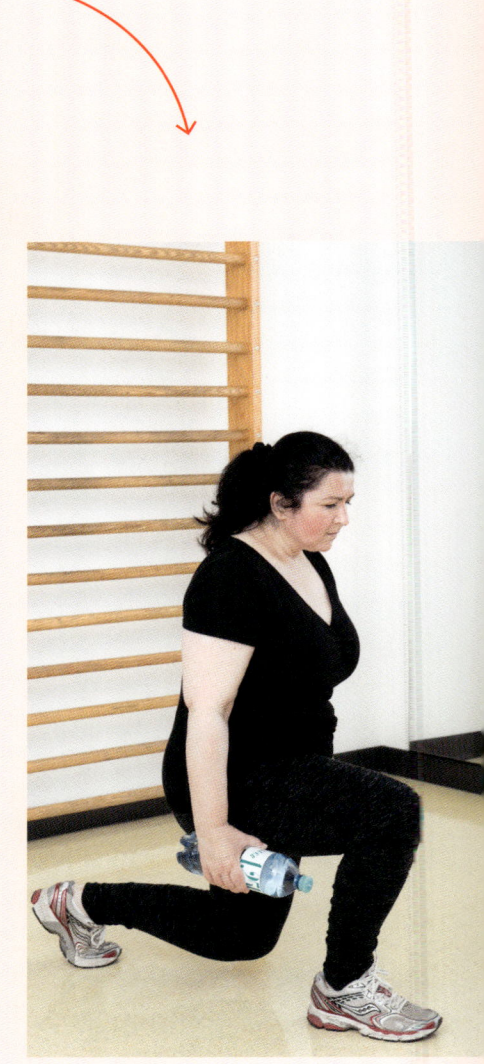

2. Ausfallschritt: Stellen Sie sich in den Ausfallschritt. Zuerst rechtes Bein nach vorne, unbedingt den Oberkörper dabei aufrecht halten. Führen Sie aus dieser Position das hintere Knie zu Boden. Drücken Sie sich wieder hoch. Danach wiederholen Sie die Übung mit dem linken Bein voran. Schwieriger wird die Übung, wenn Sie in beiden Händen Gewichte halten. Verwenden Sie Hanteln oder als alltagstaugliche Alternative Wasserflaschen, die Sie je nach Fitness befüllen können. Wiederholen Sie die Übung, so oft Sie können, steigern Sie diese Übung bis zu maximal 15 Wiederholungen pro Seite.

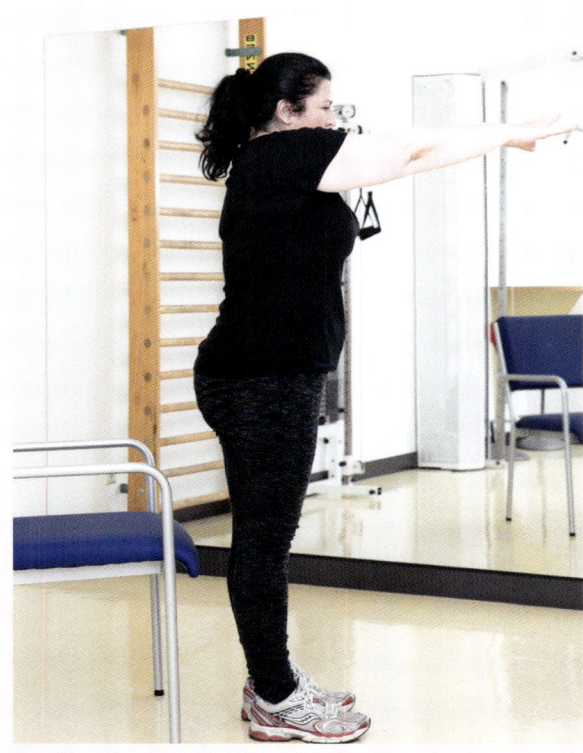
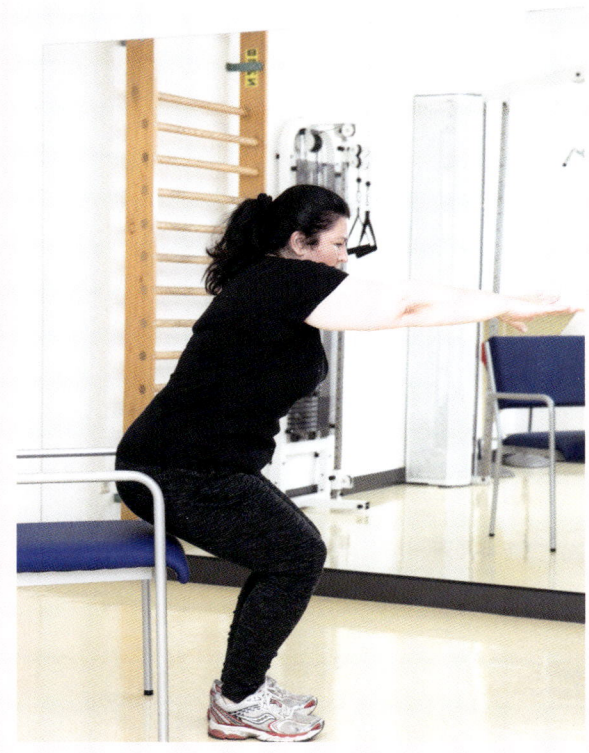

3. Kniebeuge: Stellen Sie sich knapp vor einen Stuhl und bewegen Sie das Gesäß Richtung Sitzfläche, so als ob Sie sich hinsetzen würden. Kurz bevor Sie die Sitzfläche berühren, stehen Sie wieder auf und wiederholen die Übung, so oft Sie können, bis maximal 15 Wiederholungen. Bitte achten Sie darauf, dass der Oberkörper aufrecht ist, und die Knie sich nicht zu weit über die Fußspitzen bewegen. Sie können diese Übung steigern, indem Sie zusätzliches Gewicht auf den Rücken nehmen, wie etwa einen Rucksack gefüllt mit einigen Büchern.

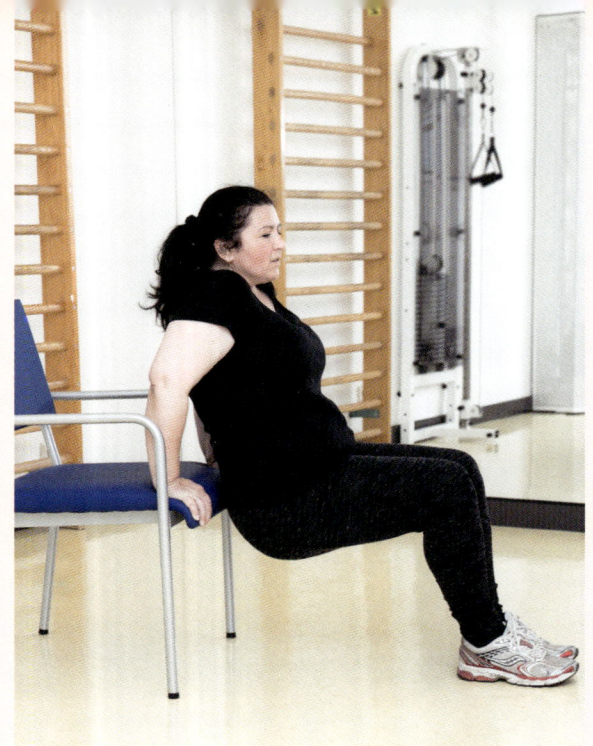

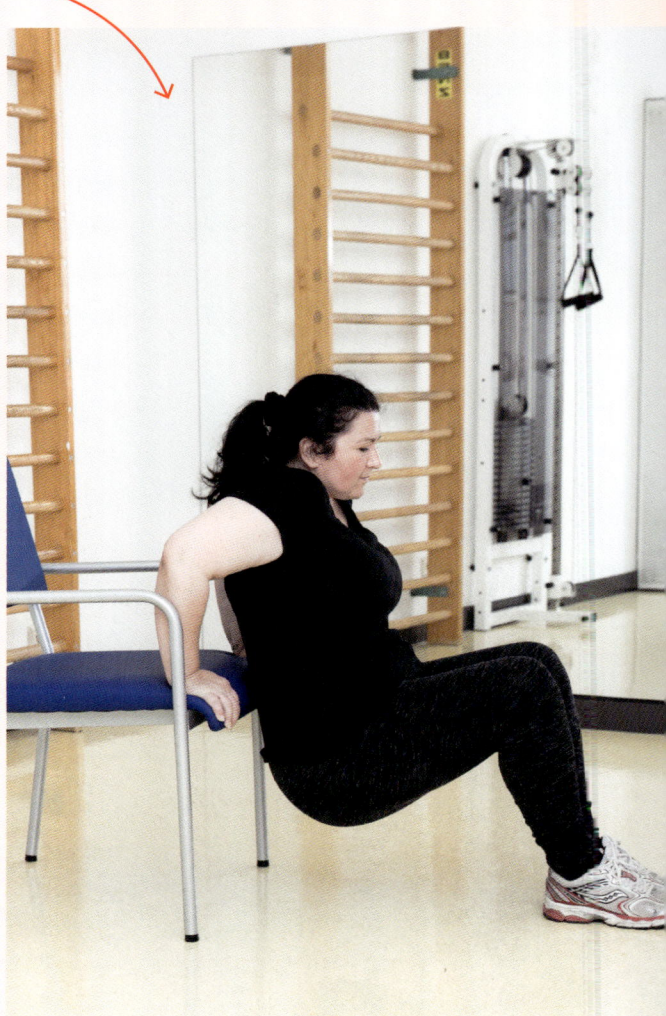

4. Tricepsstütz: Sie befinden sich weiterhin vor dem Sessel, allerdings stützen Sie sich nun mit den Armen auf der Sitzfläche ab. Gehen Sie dabei einen Schritt mit den Beinen nach vor und gleiten Sie mit dem Gesäß Richtung Boden. Aus dieser Position drücken Sie sich wieder mit den Armen hoch. Wiederholen Sie diese Übung, so oft sie können, bis maximal 15 Wiederholungen.

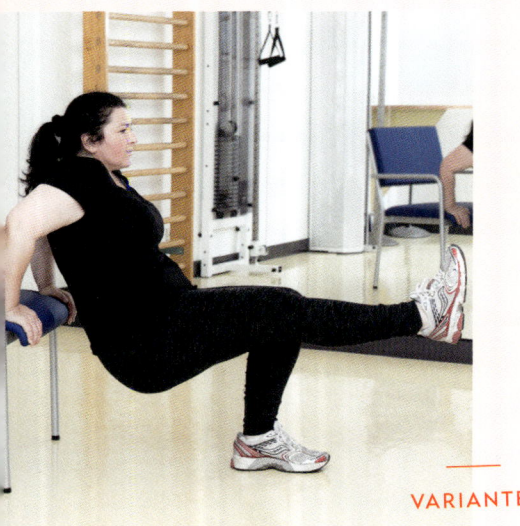

VARIANTE

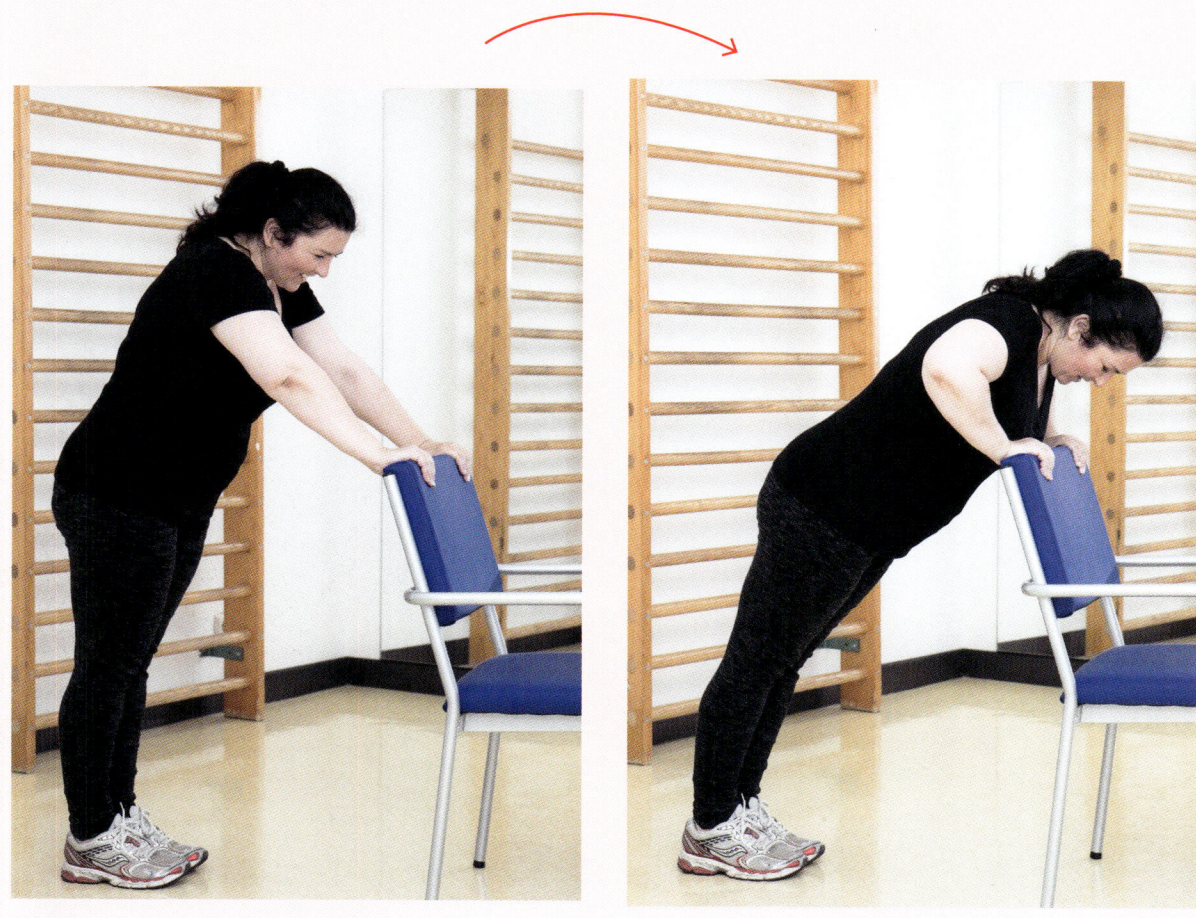

5. Oberarmstütz: Stellen Sie sich hinter den Sessel. Stützen Sie sich mit beiden Händen an der Rückenlehne ab und gehen Sie dabei einen Schritt zurück. Aus dieser Position drücken Sie nun den Oberkörper über die Bicepsmuskeln wieder in die Höhe. Wiederholen Sie diese Übung langsam bis maximal 15 Wiederholungen.

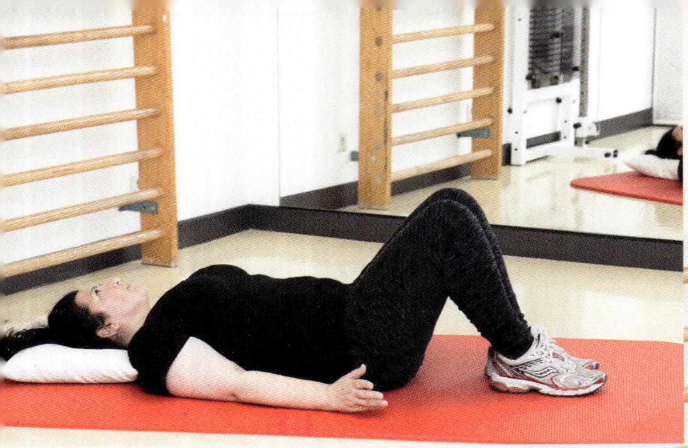

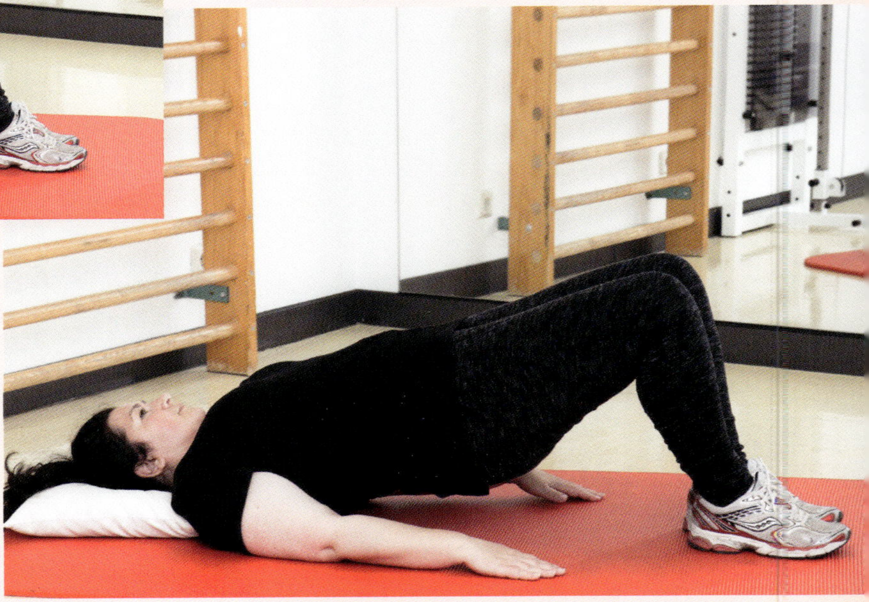

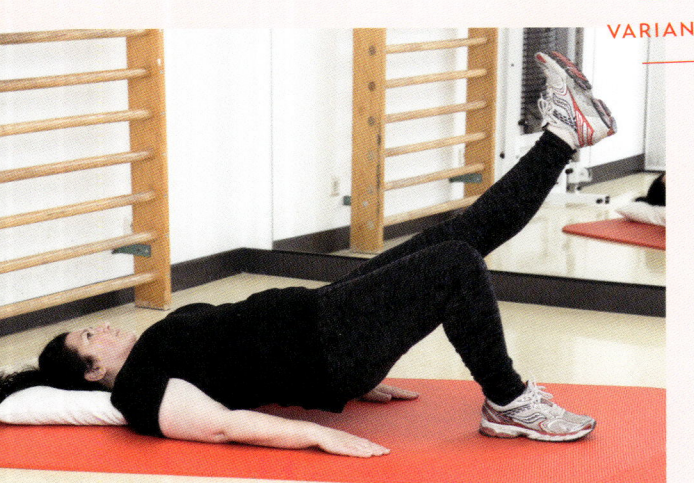

VARIANTE

6. Bridging: Sie liegen in Rückenlage mit aufgestellten Beinen. Spannen Sie den Unterbauch an, das heißt, Sie ziehen den Bauchnabel in Richtung Wirbelsäule ein. Heben Sie dabei langsam das Becken hoch. Atmen Sie dabei aus und gehen Sie langsam wieder mit dem Becken Richtung Boden. Sie können diese Übung auch steigern, indem Sie sie abwechselnd mit einem Bein durchführen. Wichtig dabei ist es, immer darauf zu achten, dass der Bauchnabel sich Richtung Wirbelsäule bewegt. Dann halten Sie die Bauchspannung regelrecht.

7. Vierfüßler: Sie stützen sich mit beiden Händen und Knien vom Boden ab, halten wiederum die Bauchspannung, der Oberkörper ist dabei waagrecht. Strecken Sie gegengleich den rechten Arm und das linke Bein aus. Versuchen Sie bei dieser Übung wirklich die Bauchspannung zu halten, das heißt, fallen sie nicht ins Hohlkreuz. Diese Übung kann auch dynamisch variiert werden. Nach dem Ausstrecken führen Sie den Ellbogen und das Knie vor dem Bauch zusammen und strecken Sie beide wieder aus. Nach ungefähr sieben Wiederholungen Seitenwechsel.

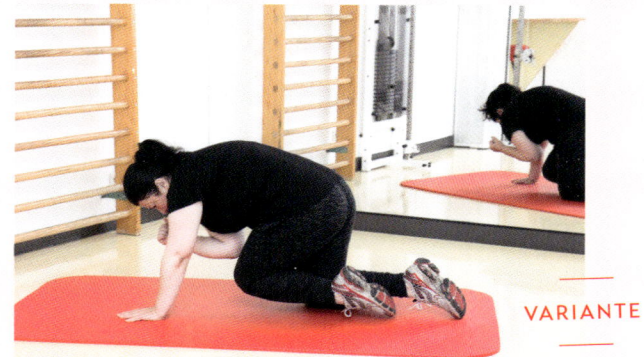

VARIANTE

8. Bauchmuskeln: Sie liegen in bequemer Rückenlage. Spannen Sie wiederum die Bauchmuskeln an, Bauchnabel Richtung Wirbelsäule einziehen. Versuchen Sie, beide Beine in rechtem Winkel zum Boden zu halten. Aus dieser Position versuchen Sie abwechselnd einmal das rechte und einmal das linke Bein in Richtung Boden zu strecken, aber nicht abzulegen. Wiederholen Sie die Übung sieben bis zehn Mal pro Seite.

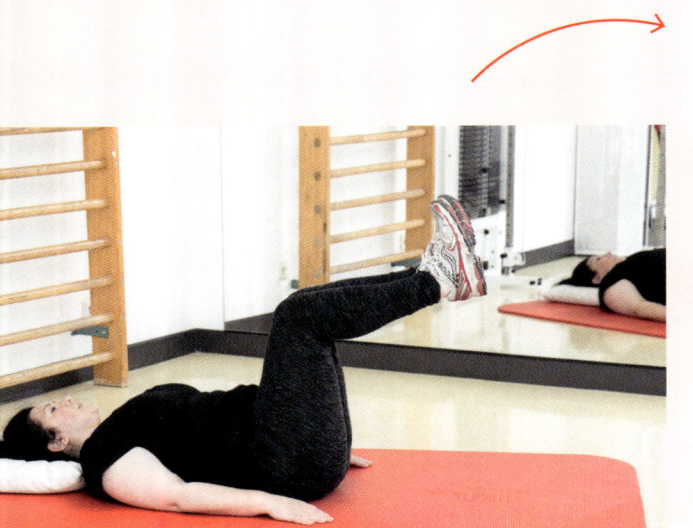
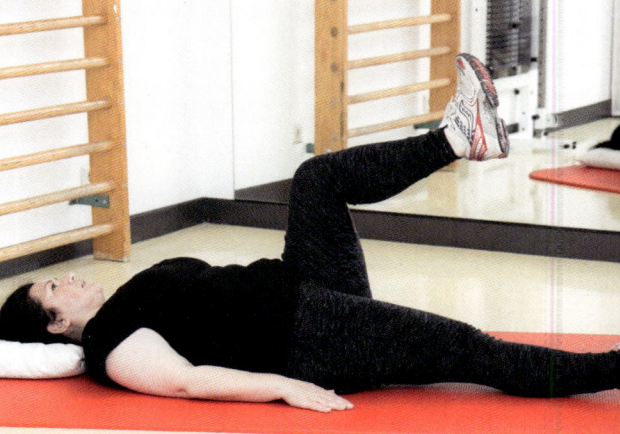
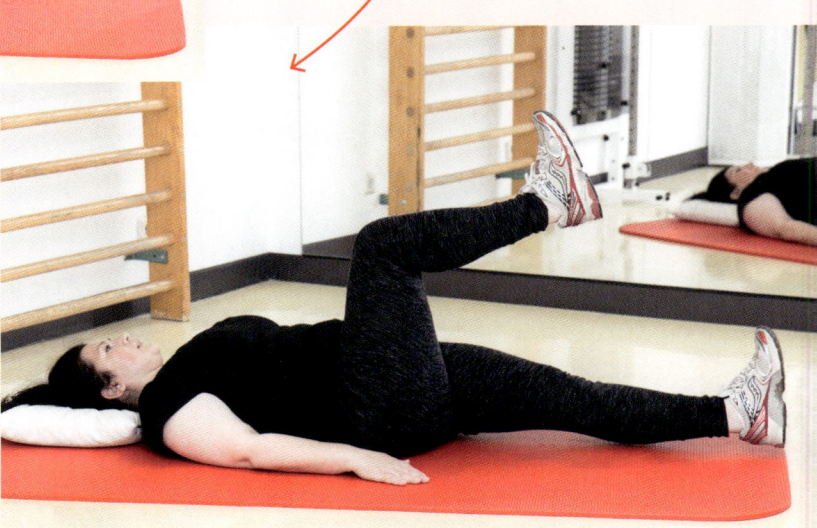

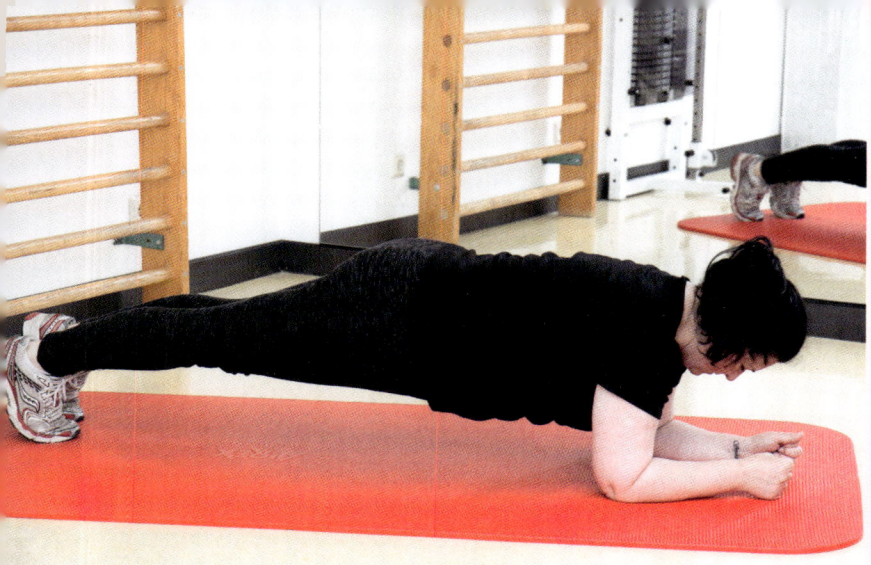

9. Plank: Stützen Sie sich in Bauchlage auf beiden Unterarmen und auf den Zehenspitzen ab, halten Sie den Oberkörper gerade, denken Sie an die Bauchspannung und halten Sie in dieser Position, so lange Sie können. Den Oberkörper und das Gesäß dabei waagrecht halten. Steigern Sie bis auf zwei Minuten.

10. Seitstütz: Diese Stabilisierungsübung ist für die seitliche Rumpfmuskulatur sehr nützlich. Stützen Sie sich seitlich auf den rechten Unterarm und auf die Knie. Drücken Sie das Gesäß von der Unterlage weg, Richtung Decke. Denken Sie wiederum an eine gute Bauchspannung, indem sie den Bauchnabel in Richtung Wirbelsäule ziehen, und halten Sie diese Stellung für einige Sekunden. Dann führen sie dieselbe Übung auf der anderen Seite durch. Diese Übung dynamisch bis zu 15 Wiederholungen steigern.

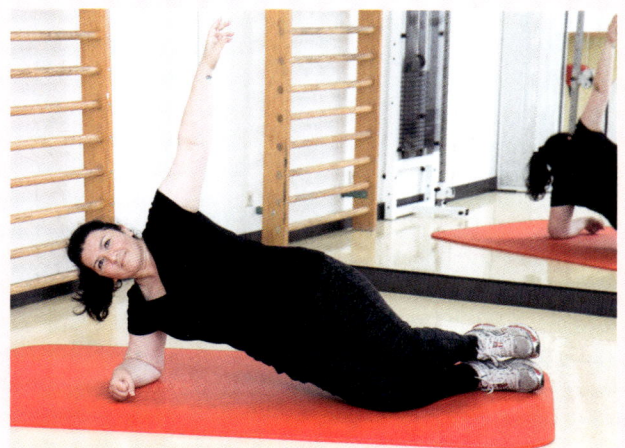

Essen, aber richtig

Acht Schritte zur gesunden Ernährung

Wenn Sie in Ihren Alltag bereits Bewegung gut integriert haben, können Sie nun den nächsten Schritt tun und einen Meilenstein legen: Ihr Ernährungsverhalten ändern. Die folgenden Ernährungsempfehlungen sind so gehalten, das Sie sich einen guten Überblick über jene Nährstoffe verschaffen können, die Sie zu einer ausgewogenen Ernährung benötigen.

Ziel ist es, durch langfristige Veränderungen Ihr bisheriges Verhalten dahingehend zu modifizieren, dass Sie eine Ernährungsweise finden, die Sie ausreichend mit Nährstoffen versorgt und auch gut schmeckt. Wichtig ist aber: Gehen Sie es langsam an, in kleinen Schritten und nehmen Sie vor allem langsam ab. Denn dadurch hält die Gewichtsreduktion nachhaltig an und Ihr überschüssiges Fett wird reduziert.

Ausgewogen essen

Woraus besteht nun eine ausgewogene Ernährung? Zunächst gibt es drei Grundnährstoffe, die sogenannten Makronährstoffe: Kohlenhydrate, Fette und Eiweiß. Ballaststoffe zählen zu den Kohlenhydraten. Sie sind nicht verwertbar, weitgehend unverdaulich und dadurch der Verdauung förderlich. Fette unterscheiden sich in der Qualität durch ihre Fettsäuren. Ungesättigte Fettsäuren und davon vor allem Omega-3- und Omega-6-Fettsäuren, wie wir sie zum Beispiel als pflanzliche Öle, im Fisch oder in Avocados zu uns nehmen, gehören unbedingt zu einer gesunden Ernährung. Von den gesättigten Fettsäuren, die vor allem in tierischen Produkten wie Fleisch, Butter etc. enthalten sind, sollten eher weniger auf dem Speiseplan stehen, da sie erstens vom Körper selbst produziert werden und zweitens das Entstehen von Arteriosklerose (Gefäßerkrankung) fördern können.

Des Weiteren gehören auch die sogenannten Mikronährstoffe dazu wie Vitamine, Mineralstoffe und Spurenelemente.

ERSTER SCHRITT: DER ÜBERBLICK

Wir empfehlen Ihnen genau aufzuschreiben, was Sie alles konsumieren, also was Sie essen und trinken, auch wann und warum (zum Beispiel bei Stress in der Arbeit, bei Ärger in der Familie, bei Frust etc.). Dieses Ernährungsprotokoll (siehe Vorlage Ernährungstagebuch Seite 81) gibt Ihnen einen Überblick über Ihr Essverhalten. Mit diesen Aufzeichnungen können Sie Ihre Essgewohnheiten analysieren und Schritt für Schritt unsere Empfehlungen umsetzen.

ZWEITER SCHRITT: WENIGER MAHLZEITEN

Beginnen Sie in dieser Phase mit der Reduktion der Anzahl der Mahlzeiten auf maximal drei pro Tag. Trinken von ungesüßten Getränken ist nicht nur erlaubt, sondern unbedingt empfohlen. Zwischen den Mahlzeiten sollten Sie vier bis fünf Stunden Nahrungskarenz einhalten, also nichts essen. Warum ist das sinnvoll? Wenn Sie essen, produziert die Bauchspeicheldrüse (Pankreas) in den Beta-Zellen Insulin, um den Zucker (siehe Grafik S. 27), der durch die Nahrungsaufnahme ins Blut aufgenommen wurde, in die Zellen zu transportieren und dort zu speichern. Das Problem dabei ist, dass ein hoher Insulinspiegel die Fettverbrennung hemmt und außerdem appetitanregend wirkt. Also muss der Insulinspiegel gesenkt werden, damit der Körper auf den Fettabbau-Modus schalten kann, was mit den Nahrungspausen erreicht wird.

Außerdem fördert die ständige Insulinflut eine Insulinresistenz der körpereigenen Zellen. Das heißt, dass der Körper immer höhere Insulinmengen benötigt, um ausreichend Zucker aus dem Blut in die Zelle schleusen zu können. Das kann zu einer Überforderung der Bauchspeicheldrüse führen und in weiterer Folge sich bei genetischer Disposition zu einem Diabetes mellitus Typ 2 entwickeln.

Bevor Sie allerdings Heißhunger entwickeln und dadurch unkontrolliert zu essen beginnen, ist es sinnvoll, zwischendurch eine Kleinigkeit wie zum Beispiel zu Rohkost (Gurke, Tomaten, Paprika) oder pro Tag ein bis zwei Esslöffel ungesalzener Nüsse, also Walnüsse, Haselnüsse oder Mandeln zu greifen, die Sie langsam und gut kauen sollten. Dies sollte aber die Ausnahme, nicht die Regel sein.

Es heißt oft: Abendessen macht dick. Das ist so nicht richtig. Es kommt nämlich auf die Tageskalorienmenge an und natürlich auch auf ausreichende Bewegung. Dann nehmen Sie auch mit einem gemütlichen Abendessen nicht zu. Wichtig ist nur, dass Sie auf den richtigen Zeitabstand zum Schlafengehen achten. Der sollte nämlich bei mindestens drei Stunden liegen, da sonst Ihre Schlafqualität leiden wird.

- 3 Mahlzeiten pro Tag
- Keine Zwischenmahlzeiten
- 4–5 Stunden Nahrungskarenz
- Bei beginnendem Heißhunger etwas Rohkost oder maximal 1–2 EL ungesalzene Nüsse
- Abendessen per se macht nicht dick – es kommt auf die Tageskalorienmenge an.

ESSEN, ABER RICHTIG

DRITTER SCHRITT: DIE RICHTIGEN SPEISEN

Durch das Weglassen von Snacks haben Sie schon einen wichtigen Schritt zur Energiereduktion gemacht. Nun heißt es aber auch, bei den drei Mahlzeiten auf energiearme Speisen zu setzen. Die Basis Ihrer Ernährung sollten immer Gemüse, Salate und auch immer wieder Pilze sein. Sie enthalten Vitamine, viele Ballast- und Mineralstoffe und machen vor allem satt. Sie sollten ungefähr die Hälfte Ihres Essens ausmachen. Wenn Sie Salat essen, achten Sie auf hochwertiges Öl zum Marinieren, also Oliven- oder Rapsöl, da sonst die fettlöslichen Vitamine A, D, E, K nicht aufgenommen werden können. Zur vielfältigen Auswahl gehören auch Hülsenfrüchte wie Linsen, Bohnen, Kichererbsen. Von den Beilagen, die meist kohlenhydrathältig sind, sollten Sie ungefähr eine Handvoll pro Mahlzeit essen. Die Reduktion der Kohlehydrataufnahme sollte moderat erfolgen. Der Fokus liegt vor allem auf komplexe Kohlenhydrate wie Brot, Reis, Nudeln und Getreide, die als Vollkorn konsumiert werden sollen. Auch Kartoffeln gehören auf Ihren Speiseplan, aber Petersilienkartoffeln und nicht Pommes frites. Sie sind reich an Vitaminen und Mineralstoffen und enthalten positiv wirkende sekundäre Pflanzen- und Ballaststoffe. Dazu noch ein- bis zweimal in der Woche Fisch und pro Woche maximal 600 Gramm fettarmes Fleisch oder fettarme Wurst. Des Weiteren sollten auf Ihrem täglichen Speiseplan fettarme Milch- und Milchprodukte sowie Käse und Joghurt stehen, um auch ausreichend mit Eiweiß versorgt zu werden. Der Wechsel von wenig Fleisch auf eher pflanzliche Proteine und Fette ist zu empfehlen, wie neueste Studien zeigen. Diese Bausteine Ihres Essens führen zu einer ausgewogenen Ernährung. Vermeiden Sie unbedingt Einseitigkeiten.

- Basis jeder Mahlzeit: Gemüse, Salat, Pilze
- Salatdressing fettarm, aber nicht fettlos mit hochwertigen Ölen
- Nicht auf Hülsenfrüchte vergessen
- Moderate Reduktion der Kohlehydratmenge pro Mahlzeit (1 Handvoll)
- Nur Vollkorngetreideprodukte
- Fettarm zubereitete Kartoffeln (gegrillt oder gekocht, nicht frittiert)
- Reis Vollkorn oder parboiled*
- Fettarme Milch- und Milchprodukte
- Achten Sie auf eine ausgewogene, ballaststoffreiche Ernährung.

*Parboiling ist ein spezielles Verfahren, das die Vitamine und Nährstoffe aus dem äußeren Silberhäutchen des Reises ins Innere presst, die damit auch beim Kochen erhalten bleiben.

VIERTER SCHRITT: AUSGEWOGENE ERNÄHRUNG

Unsere Devise ist: Essen soll nicht zur Wissenschaft werden, sondern nach wie vor etwas Lust- und Genussvolles bleiben. Wenn man aber erst beginnt, sich mit Ernährung zu befassen, ist es dennoch nicht unerheblich, sich auch mit den zugeführten Kalorien zu beschäftigen. Dabei geht es nicht um Kalorienzählen, doch ist es durchaus sinnvoll, beim Einkauf einen Blick auf die enthaltenen Kalorien zu werfen, damit Sie einen ungefähren Überblick darüber bekommen, wie viel Sie pro Tag insgesamt an Kalorien zu sich nehmen. Dies ist erfahrungsgemäß vor allem am Anfang Ihres Abnehmprojekts sinnvoll, damit Sie für die richtige Energieaufnahme ein gutes Gespür bekommen. Wer abnehmen will, soll ca. 1200 bis 1800 Kalorien zu sich nehmen, abhängig von Alter, Größe und Beruf. Auch eine tägliche Reduktion von 500 Kalorien kann zum gewünschten Ziel führen. Es gibt dazu heutzutage schon recht gute und einfach zu bedienende Apps, die Sie dabei unterstützen können.

FÜNFTER SCHRITT:
WENIGER FETT UND WENIGER ZUCKER

Meiden Sie kalorienhaltige Lebensmittel! Vergleichende Studien, die in den letzten Jahren durchgeführt wurden, legen nahe, dass der Gewichtsverlust unter einer kohlenhydratreduzierten Ernährung in den ersten sechs Monaten höher ist als unter einer fettreduzierten – allerdings zeigte sich bei beiden Ansätzen nach zwölf Monaten kein signifikanter Unterschied mehr beim Gewichtsverlust. Deshalb sollte eine kohlenhydrat- und fettreduzierte Ernährung in moderater Form bevorzugt werden.

Die hochkalorischen Speisen enthalten meist viel Zucker und/oder Fett, die Sie natürlich meiden sollten. Das ist oft leichter gesagt als getan, denn der versteckte Zucker ist oft nicht gleich erkennbar. Deshalb empfehlen wir, einen kurzen Blick auf die Inhaltsstoffe des Produkts zu werfen und auf Bezeichnungen wie Glucose, Dextrose (Traubenzucker), Fructose (Fruchtzucker), Saccharose, Maltose (Malzzucker), Lactose (Milchzucker), Maissirup, Fruchtsaftkonzentrat, Maltodextrin, Ahornsirup und Honig zu achten. Vom Kaloriengehalt her unterscheiden sie sich nicht vom weißen Haushaltszucker. Stehen Zucker und/oder Fett ganz vorne auf der Liste, ist das Produkt kalorienreich. Achten Sie ganz besonders beim Kauf von Fertigprodukten wie Fertigmenüs, eingelegten Salaten und Salatmarinaden auf den Zuckergehalt. Sie werden überrascht sein, wie viel Zucker darin enthalten ist.

Beginnen Sie nun langsam und ganz bewusst, Ihre tägliche Zuckerzufuhr zu reduzieren. Ist es wirklich notwendig, Tee oder Kaffee zu zuckern? Süßen Sie zum Beispiel Ihr Frühstücksmüsli mit Obst und nicht mit Honig oder Ahornsirup. Beachten

Der »gesunde Teller«: Damit können Sie auf einen Blick erkennen, ob Ihre Mahlzeit jene Komponenten enthält, die Sie ausgewogen und lang sättigend ernähren.

ESSEN, ABER RICHTIG

Sie, dass Trockenfrüchte einen hohen Fruchtzuckergehalt aufweisen und als Snack nicht geeignet sind. Genießen Sie lieber Obst mit niedrigem Zuckergehalt wie Melonen, Kiwi oder Zwetschken, Beeren und Zitrusfrüchte. Alle angeführten Zuckerarten sind Einfachzucker. Für Sie sind aber vor allem Vielfachzucker von positiver Bedeutung: Stärke, Pektin, Inulin und Zellulose. Sie sind in (Vollkorn-) Getreide und Getreideprodukten sowie in Gemüse und zuckerarmen Obstsorten enthalten.

Was ist nun das Besondere daran? Vielfachzucker, also Polysaccharide, müssen erst im Körper aufgespalten werden, damit sie ins Blut aufgenommen werden können. Dies ist ein langsamer Prozess, sodass auch der Zucker im Blut nur langsam ansteigt.

Wenn Sie unbedingt süßen müssen, gibt es bereits recht gute kalorienarme/-freie Alternativen, wie Süßstoffe (z.B. Aspertam), Stevioglykosid, Erythrit, Xylith, Mannit, Sorbit etc. Erythrit, Xylit, Sorbit und Mannit sind Zuckeralkohole, die industriell hergestellt werden. Sie werden vom Körper langsam verwertet, sodass Sie den Insulinspiegel nicht beeinflussen. Aber Vorsicht: in größeren Mengen genossen, können Sie zu Durchfall führen

Trotz dieser Möglichkeit sollten Sie generell darauf achten so wenig süß wie möglich zu essen.

Wie bereits erwähnt, ist nicht nur Zucker kalorienreich, sondern auch Fett. Nun ist Fett der Geschmacksträger Nummer eins. Deshalb ist es wichtig, den Fettgehalt Ihres Essens schrittweise zu reduzieren und durch vielfältige Gewürze und Kräuter zu ersetzen. Sie werden rasch erkennen, wie schmackhaft Ihre Speisen werden. Trauen Sie sich zu experimentieren!

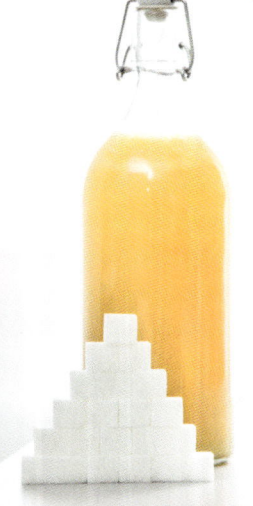

Um den Zuckergehalt eines Produktes einordnen zu können, visualisieren Sie diesen mit der Anzahl der Würfelzuckerstücke
1 Stück Würfelzucker = 3 g Zucker

Beispiele:
- 1 Glas (200 ml) frisch gepresster Orangensaft enthält ca. 18 g Zucker, das entspricht 6 Stück Würfelzucker
- 250 ml Smoothie aus dem Supermarkt kann bis zu 30 g Zucker enthalten, das entspricht 10 Stück Würfelzucker.

Wie können Sie nun das Fett Ihrer Speisen reduzieren? Wählen Sie fettarme Fleischarten wie Huhn oder Pute als Filet ohne Haut sowie Milch, Milchprodukte und Käse, die einen niedrigen Fettgehalt aufweisen. Schneiden Sie sichtbares Fett weg und verwenden Sie Butter und Margarine nur sehr sparsam.

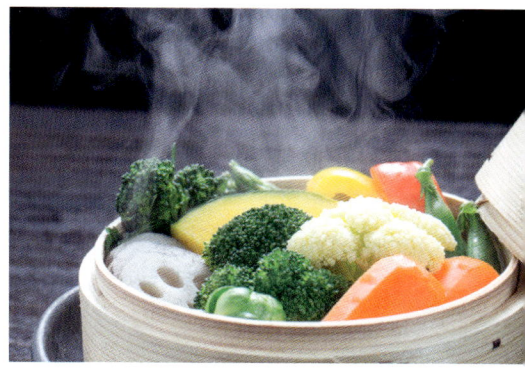

Auch die Garmethoden spielen eine große Rolle. Panieren und Frittieren sind fettreiche Zubereitungsarten. Grillen, Dünsten, Dämpfen, Braten in einer beschichteten Pfanne sollen in Zukunft Ihre bevorzugten Garmethoden sein. Die Zubereitung von Speisen sollte allerdings nur so lange wie nötig und so kurz wie möglich erfolgen, sodass der natürliche Geschmack erhalten bleibt und die Nährstoffe geschont werden. Bevorzugen Sie pflanzliche Öle wie Raps- oder Olivenöl.

SECHSTER SCHRITT: GETRÄNKE ALS DURSTLÖSCHER

Nicht nur zahlreiche (Fertig-)Gerichte enthalten viele verborgene Kalorien, sondern besonders auch Getränke. Über einen regelmäßigen Konsum von Softdrinks führen Sie sich unglaublich viel Zucker zu – und zwar ungünstigen Einfachzucker –, der wiederum zu einer deutlichen Gewichtszunahme führt. Sowohl mit Zucker gesüßte Erfrischungsgetränke als auch Fruchtsäfte, auch wenn Sie frisch gepresst sind, enthalten große Mengen an flüssigen Nahrungskalorien, die noch dazu nicht satt machen.

Löschen Sie Ihren Durst mit kalorienfreien Getränken wie Wasser oder Mineralwasser, das Sie durch zum Beispiel Minze, Zitronen- oder Limettenscheiben oder auch Ingwer schmackhaft machen können. Auch ungesüßte Tees, die Sie auch kalt trinken können, sind sehr gute Alternativen und fantastische Durstlöscher. Kosten Sie sich einfach einmal durch, um Ihren Favoriten zu finden. Von Vorteil ist auch, dass das mühsame Schleppen von Flaschen wegfällt und Sie sich einiges an Geld sparen können.

Sie sollten mindestens 1,5 Liter am besten zwei Liter pro Tag trinken. Aus unserer Erfahrung wird meist zu wenig Flüssigkeit zu sich genommen. Man vergisst oft einfach darauf. Beginnen Sie Ihren Tag gleich nach dem Aufstehen mit einem großen Glas Wasser. Stellen Sie sich auch einen Krug oder eine Flasche samt einem Glas an Ihren Arbeitsplatz. Damit haben Sie die Kontrolle, ob und auch wie viel Sie bereits getrunken haben. Auch zu jedem Essen gehört ein Getränk. Wenn Sie ausreichend trinken, kann das auch Ihr Hungergefühl hinauszögern bzw. zu einer besseren Sättigung führen. Wenn Sie länger unterwegs sind, empfehlen wir, immer eine Trinkflasche mitzunehmen.

Alkoholische Getränke sollten schon aufgrund ihres Alkoholgehalts nur in geringem Maße getrunken werden – aber Achtung: Sie sind auch kalorienreich!

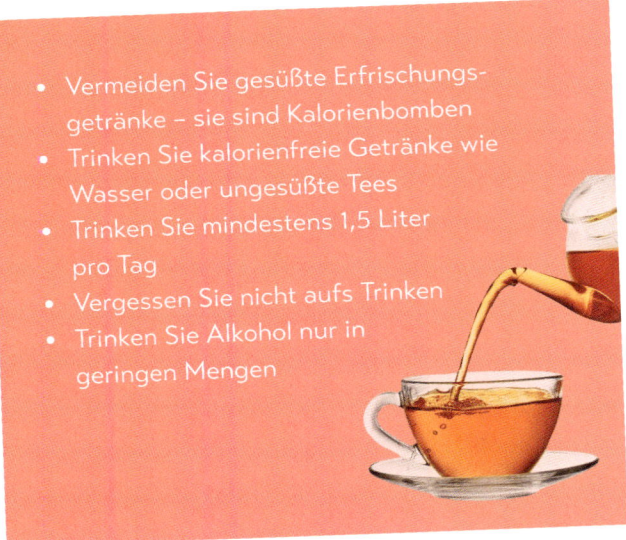

- Vermeiden Sie gesüßte Erfrischungsgetränke – sie sind Kalorienbomben
- Trinken Sie kalorienfreie Getränke wie Wasser oder ungesüßte Tees
- Trinken Sie mindestens 1,5 Liter pro Tag
- Vergessen Sie nicht aufs Trinken
- Trinken Sie Alkohol nur in geringen Mengen

SIEBTER SCHRITT: BEWUSST ESSEN

Beginnen Sie, wieder auf Ihren Körper zu hören. Stellen Sie fest, ob Sie Hunger haben, satt sind oder nur Lust aufs Essen haben. Achten Sie darauf, dass Sie wirklich nur dann essen, wenn Sie Hunger verspüren. Entscheiden Sie sich ganz bewusst dafür, etwas zu essen, und wie viel Sie wovon möchten. Hören Sie zu essen auf, wenn Sie satt sind, auch wenn Sie den Teller vor sich noch nicht geleert haben. Wichtig: Nehmen Sie sich bewusst Zeit zum Essen, auch wenn Sie unter Zeitdruck stehen und es nur wenige Minuten sind, die Sie erübrigen können.

ACHTER SCHRITT: SELBST IST DIE FRAU, SELBST IST DER MANN

Ein ganz wesentlicher Schritt ist: Beginnen Sie (wieder) selbst zu kochen. Damit haben Sie den Einblick, mit welchen Zutaten Ihr Essen zubereitet wurde – ohne versteckte Fette und Zucker.

Dieses Vorhaben startet bereits mit dem Einkauf. Wichtig: Niemals hungrig einkaufen gehen! Denn die Versuchung, viel zu viel und Unnötiges zu kaufen, ist sehr groß. Überlegen Sie sich, bevor Sie weggehen, was Sie kochen möchten, und schreiben Sie sich eine Einkaufsliste, auf der nur die benötigten Zutaten notiert sind. Im Geschäft gehen Sie zielgerichtet nur zu jenen Regalen, wo Sie das Benötigte finden. Das erspart Ihnen unkontrollierte Einkäufe und auch Geld. Vergessen Sie nicht, sich einen Überblick über Nährwert und Zutaten von Fertigprodukten mithilfe der Lebensmittelkennzeichnung zu verschaffen, die auf der jeweiligen Verpackung aufgedruckt ist. Vergessen Sie daher nicht Ihre Lesebrille, in österreichischen Supermärkten gibt es noch keine Vergrößerungsgläser an den Einkaufswägen. Legen Sie sich keine Vorräte an Süßigkeiten oder Knabbereien an. Um auch nicht in Versuchung zu kommen zuzugreifen, lassen Sie keine Schälchen mit Bonbons oder sonstigen »Verführungen« sichtbar herumstehen. Verbannen Sie sie außerhalb Ihrer Blick- und Reichweite.

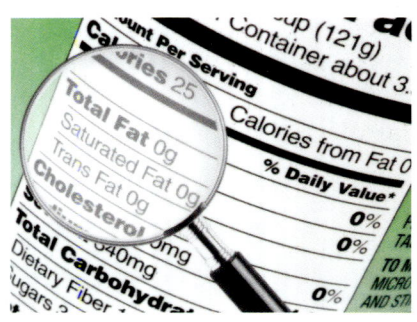

Passende Rezepte finden Sie in diesem Buch ab Seite 109. Probieren Sie sie aus und markieren Sie diejenigen, die Ihnen ganz besonders gut geschmeckt haben und die Sie wieder kochen wollen. Mit der Zeit bekommen Sie ein gewisses Gespür für gute und ausgewogene Ernährung. Sie können auch Ihre Leibspeisen in diesem

Sinne modifizieren. Um zum Beispiel Speisen zu binden, benötigen Sie keine Einbrenn (Mehlschwitze). Passieren Sie stattdessen mitgekochtes Gemüse oder eine geriebene Kartoffel zum Legieren Ihrer Speisen. Magertopfen oder Joghurt empfiehlt sich als Basis für eine Nachspeise, die mit Obst auch als Fruchtmus der Saison gesüßt werden kann. Mit einem Satz: Werden Sie kreativ! Erweitern Sie Ihren bisherigen Speiseplan. Probieren Sie neue Rezepte mit neuen Lebensmitteln, Gewürzen und Kräutern aus.

Auch das Auge isst mit. Deshalb empfehlen wir Ihnen, Ihre frischgekochte Mahlzeit auch appetitlich anzurichten. Achten Sie dabei darauf, dass die Portion einem Mittelmaß entspricht. Um das Essen auch richtig genießen zu können, decken Sie Ihren Tisch dekorativ und gemütlich.

Lassen Sie sich auch nicht vom Essen ablenken, schon gar nicht vom Fernsehprogramm. Genießen Sie und essen Sie langsam und mit Bedacht. Trinken Sie zwischendurch und legen Sie auch ab und zu das Besteck zur Seite. Das hilft ihnen, wieder das Sättigungsgefühl zu erleben, denn dieses stellt sich erst nach ca. 20 Minuten ein. Wenn Sie sich Zeit zum Essen nehmen, werden Sie genau feststellen können, wann Sie satt sind. Erst dann sollten Sie sich überlegen, ob Sie tatsächlich noch einen Nachschlag benötigen, der nur bei noch vorhandenem Hunger erfolgen soll – nicht aus Gusto.

Im Prinzip gibt es keine Verbote. Es ist nur wichtig, dass Sie darauf achten, Kalorienreiches in kleinen Mengen und nur ab und zu zu essen. Dies sollten Sie dann allerdings sehr bewusst tun und genießen.

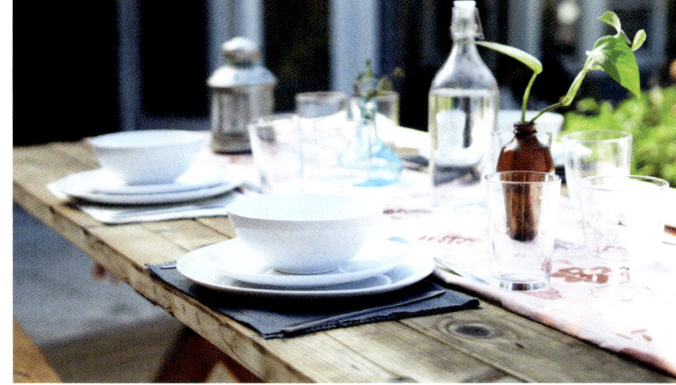

Kohlenhydrat-, Fett- und Eiweißstoffwechsel

Nun möchten wir mit Ihnen ein wenig hinter die Kulissen blicken und Ihnen die Stoffwechselprozesse unseres Körpers kurz beschreiben, um Ihnen ein besseres Verständnis für die Zusammenhänge zwischen Ernährung und Bewegung zu vermitteln.

Der Stoffwechsel ist der Motor unseres Körpers. Er liefert Energie, Wärme und Wasser. Die Körperzellen benötigen Energie, um ihren jeweiligen Funktionen gerecht zu werden. Diese Energie wird mit Adenosintriphosphat (ATP) zur Verfügung gestellt. Beim Spaltvorgang von ATP entsteht Energie, die die Zellen verwerten können. ATP bildet sich aus der Verstoffwechselung aller Makronährstoffe, also von Kohlenhydraten, Fett und Proteinen.

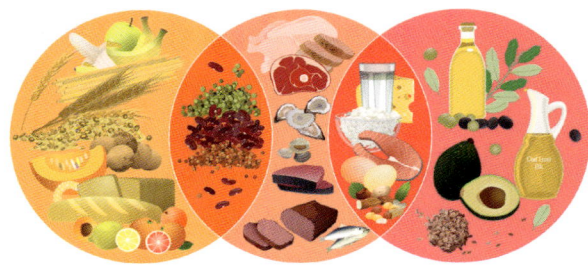

Kohlenhydrate   Proteine   Fette

Die Abbildung verdeutlicht, welche beispielhaften Lebensmittel einen hohen Anteil an mehreren Makronährstoffen haben.

Kohlenhydrat- oder Zuckerstoffwechsel

Kohlenhydrate sind sehr wichtige Energielieferanten. Sie sind der effektivste Treibstoff für unseren Körper. Es wird je nach Aufbau zwischen Monosacchariden (Traubenzucker, Fruktose, Galaktose), Disacchariden (Rohrzucker, Milchzucker) und Polysacchariden (Stärke, Glykogen) unterschieden. Es können allerdings nur Monosaccharide über die Darmwand ins Blut aufgenommen werden. Da der Großteil unserer Nahrung aus Polysacchariden besteht, müssen diese in die molekular kleineren Monosaccharide zerlegt werden. Nur diese können durch die Darmwand treten. Das ist die Aufgabe unserer Verdauung, wobei dieser Prozess in Bezug auf Kohlenhydrate bereits mit dem Einspeicheln im Mund durch das Enzym Alpha-Amylase beginnt. Im Dünndarm kommt es zu weiterer enzymatischer Spaltung (Amylasen, Glukosidasen), sodass die Einfachzucker über die Dünndarmepithelzellen ins Blut gelangen können. Fruktose und Galaktose müssen ebenfalls zu Glucose umgewandelt werden, weil nur sie gespeichert werden kann. Dieser Vorgang erfolgt in der Leber.

Mit dem Anstieg des Blutzuckerspiegels wird das Hormon Insulin in den Beta-Zellen der Bauchspeicheldrüse (Pankreas) sezerniert. Insulin dient als Türöffner der Zellen. Nur dann kann Glucose von der Zelle aus dem Blut aufgenommen und als Glycogen gespeichert werden, dabei sinkt der Blutzuckerspiegel. Muskel- und Leberzellen dienen als Speicherorte. Dieser Zuckertransport in die Zellen erfolgt passiv. Das heißt, es wird für diesen Prozess keine Energie benötigt, er ist vom Konzentrationsgefälle zwischen Blut und Zelle abhängig.

Ist der Blutzucker zu niedrig, wird durch Glucagon, ein Pankreashormon, der in der Leber gespeicherte Zucker freigesetzt und ins Blut abgegeben. Der im Muskel gespeicherte Blutzucker wird von den Muskelzellen selbst verbraucht. Das bedeutet also, je mehr Bewegung umso eher werden die Speicher geleert und Glucose kann wieder aus dem Blut in die Muskelzelle aufgenommen werden. Diese beiden Prozesse führen zu einem stabilen und ausgeglichenen Blutzuckerspiegel.

Wenn Sie nun zu viel an Kohlenhydraten essen, diese weder für sofortige Energiegewinnung herangezogen werden noch Platz in den Glycogenspeichern haben, werden sie so zu Körperfett umgewandelt. Also eine kohlenhydratüberschüssige Ernährung führt automatisch zu einer Zunahme des Körperfettanteils.

Vollkornprodukte und Hülsenfrüchte »sickern« langsam ins Blut, der Blutzucker steigt langsam und kontinuierlich an.

Mischbrot, Teigwaren, Obst, Kartoffeln, Reis, Haferflocken und fettarme Milchprodukte »fließen und tropfen« ins Blut.

Alle Zuckerarten, zuckerhaltigen Getränke, Obstsäfte und Stärkemehl »schießen« ins Blut, der Blutzucker steigt sehr schnell an.

Fett- oder Lipidstoffwechsel

Der Fettstoffwechsel ist sehr komplex. Er umfasst die Verdauung von Fetten und fettähnlichen Substanzen. Die Hauptaufgaben der Fette dienen vor allem:

- der Energiespeicherung,
- als Membranbausteine der Zellen,
- als Synthesevorstufe von Hormonen und auch
- als Polsterung der Organe.

Man unterscheidet einen exogenen und einen endogenen Fettstoffwechsel. Beide dienen der Versorgung des Körpers mit Triglyzeriden und Cholesterin.

Triglyzeride

Triglyzeride sind natürlich vorkommende Fette. Wir nehmen sie über unsere Lebensmittel auf. Neben der Aufnahme mit Nahrung ist der Körper auch selbst in der Lage, Triglyzeride zu bilden. Ein Überangebot von Zucker wird vom Körper in Fett umgewandelt. Dadurch steigt der Triglyzeridspiegel. Auch Alkohol hat Einfluss, da er die Neubildung der Triglyzeride in der Leber fördert.

Cholesterin

Cholesterin spielt bei der Bildung von Zellwänden, Gallensäure und verschiedenen Hormonen eine wesentliche Rolle. Es wird einerseits vom Körper selbst gebildet, andererseits vor allem durch den Verzehr von tierischen Lebensmitteln aufgenommen. Damit Cholesterin im Blut transportiert werden kann, braucht es sogenannte Transportmittel, das LDL- und das HDL-Cholesterin.

Das LDL-Cholesterin transportiert das Cholesterin in die Zelle. Ist es über längere Zeit erhöht, kann es zu gefährlichen Veränderungen in den Blutgefäßen führen. Das HDL-Cholesterin bewirkt den Transport von Cholesterin aus der Zelle und verhindert so fett- und Cholesterinablagerungen in den Gefäßen. Darum wird es auch als »gutes« Cholesterin bezeichnet.

Exogener Fettstoffwechsel

Unter dem exogenen Abbauweg versteht man jenen Prozess, bei dem die Fette durch die Nahrung aufgenommen werden. Dies sind:

- Triglyzeride (pflanzliche Öle, tierische Fette etc.)
- Cholesterin (Eier, Fleisch etc.)
- Fettsäuren (ungesättigte und gesättigte)

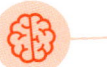

Fette sind die Energieträger Nummer 1

1 g Fett	9 kcal
1 g Kohlehydrate	ca. 4 kcal
1 g Eiweiß	ca. 4 kcal

Zunächst werden die Fette im Magen emulgiert und teilweise gespalten. Dieser Prozess setzt sich im Dünndarm fort, wobei Lipase freigesetzt wird, ein Enzym, das Fettsäuren von den durch die Nahrung aufgenommenen Triglyzeriden abspaltet. Kurz- und mittelkettige Fettsäuren gelangen direkt in die Leber. Aus den längerkettigen Fettsäuren und Glycerin entstehen wieder Triglyceride, die gemeinsam mit Cholesterol zu Chylomikronen werden. Letztere wandern über die Lymphe über den venösen Kreislauf in die Leber. Auf dem Weg zur Leber kommt es durch die Lipoproteinlipase (LPL) im Fettgewebe und in der Muskulatur zum lipolytischen Abbau der Triglyzeride sowie zur Freisetzung von Fettsäuren für die Energiegewinnung und Energiespeicherung. Die übriggebliebenen cholesterolreichen Chylomikronen gelangen in die Leber und werden dort verstoffwechselt.

Endogener Stoffwechsel

Der endogene Stoffwechsel umfasst den Um- und Abbau körpereigener Lipoproteine über einen sehr komplexen Prozess. In der Leber können Triglyzeride und Cholesterin aus z.B. Glucose synthetisiert werden, um den oben genannten Aufgaben nachkommen zu können.

Der Lipidstoffwechsel findet vor allem in der Leber, im Darm, in der Muskulatur und im Fettgewebe statt. Die Leber ist allerdings der zentrale Ort, wo sowohl der Auf- als auch der Abbauprozess verläuft. Was der Körper nicht benötigt, wird im Fettdepot gelagert. Bei Nahrungsmangel kann auch Energie über Fette erzeugt werden. Diese werden vom Organismus aus den Lipidspeichern zur Verfügung gestellt. Wenn allerdings immer nur ein Überschuss an Fett durch zum Beispiel einer stets kalorienreichen Ernährung erfolgt, werden die Fettdepots immer größer. Diese können durch ausreichend Bewegung und einer kalorienarmen Ernährung zum Schmelzen gebracht werden.

Protein- oder Eiweißstoffwechsel

Kohlenhydrate und Fette liefern uns vor allem Energie. Eiweiß, das sich aus den sogenannten Aminosäuren zusammensetzt, ist dagegen ein wichtiger Baustoff unseres Körpers und unter anderem für den Muskelaufbau und die Immunabwehr von Bedeutung. Der Körper benötigt 20 verschiedene Aminosäuren, deshalb können sie sehr komplex zusammengesetzt sein und die unterschiedlichsten Eigenschaften, Formen und Funktionen besitzen. Acht von den 20 Aminosäuren können vom Körper selbst nicht hergestellt werden. Diese sogenannten essenziellen Aminosäuren müssen über die Nahrung aufgenommen werden und sollen ca. 15 Prozent der täglichen Speisen ausmachen. Das bezieht sich auf die Gesamtkalorienmenge – also die Menge der energieliefernden Nährstoffe.

Nach dem Essen gelangt das Eiweiß in den Magen, wo es durch das Enzym Pepsin zu Polypeptiden und Oligopeptiden aufgespalten wird. Im Dünndarm wird es durch Trypsin und Chymotrypsin in freie Aminosäuren zerlegt und kann so durch die Darmwand resorbiert werden. Mit diesen Aminosäuren wird neues Körpereiweiß aufgebaut, und altes Körpereiweiß wird wieder zu Aminosäuren abgebaut. Dieser Vorgang findet Großteils in der Leber statt. Der Körper baut aus Proteinen seine Zellen, Enzyme und Hormone auf und benötigt sie für Wachstums- und Reparaturprozesse.

Wenn ein Nährstoffmangel besteht, können auch Proteine neben Fett und Kohlenhydraten zur Energiegewinnung herangezogen werden. Proteine können aus Leber, Milz und Muskeln (nach der Proteolyse) zu Pyruvat umgewandelt werden. Pyruvat kann entweder zur Gluconeogenese oder direkt zur Energiegewinnung genutzt werden.

Rezept für ein achtsames Essen – mit sieben Zutaten zum Genuss

ZUTATEN
Hunger
bewusste Entscheidung
Zeit
alle Sinne
Die großen drei Z (Zunge, Zähne, Zauber)
Sättigung
Genuss

ANLEITUNG

1. Stellen Sie fest, ob Sie satt sind, nur Lust auf Essen oder aber tatsächlich Hunger haben.
- Essen Sie nichts, wenn Sie satt sind.
- Wenn Sie Lust auf Essen haben, überprüfen Sie, was Sie wirklich brauchen.
- Wenn Sie Hunger haben: Entscheiden Sie sich bewusst dazu, etwas zu essen.

2. Treffen Sie eine klare Entscheidung, was und wie viel Sie wovon essen werden und gestalten Sie Ihren Essplatz einladend.
3. Nehmen Sie sich bewusst Zeit zum Essen, auch wenn Sie unter Zeitdruck stehen und es nur wenige Minuten sind, die Sie erübrigen können.
4. Nutzen Sie alle Sinne beim Essen: sehen, riechen, hören, fühlen, schmecken. Betrachten Sie den samtigen Glanz eines Pfirsichs, lassen Sie den Duft frischen Gebäcks in Ihre Nase steigen, beachten Sie das Geräusch, wenn Sie in einen knackigen Apfel beißen, erleben Sie die angenehme Wärme eines Tees an einem kalten Tag ...

- Wie heißt die Speise, die Sie essen werden?
- Welches Aussehen erwarten Sie?
- Welchen Geruch erwarten Sie?
- Welche Eigenschaften wie Temperatur, Konsistenz, Geschmack erwarten Sie beim Abbeißen, Kauen, Schlucken?
- Überprüfen Sie, ob Ihre Erwartung mit der Realität übereinstimmt.

5. Die großen drei Z:
- **Zunge und Zähne:** Essen Sie langsam und kauen Sie gut! Die Verdauung beginnt im Mund. Eine gute Vorbereitung unterstützt Magen und Darm bei der Weiterverarbeitung. Versuchen Sie, jede Speise zu einem Brei zu zerkauen. Das kann bei manchen Gerichten mit zwölf Kaubewegungen erledigt sein, manche benötigen die doppelte oder dreifache Kauleistung. Durch die investierte Zeit erreichen Sie außerdem eine spürbare Sättigung.
- **Zauber:** Nutzen Sie die Fähigkeiten Ihrer Geschmackspapillen! Je länger Sie eine Speise kauen, desto mehr Facetten werden Sie entdecken. Jeder Teil der Zunge hält für Sie eine andere Geschmackszone bereit. Lassen Sie sich auf diesen Zauber ein! Genießen Sie jeden Bissen, als wäre es der erste. Achtsam essen bedeutet auch, immer wieder aufs Neue zu staunen und Lebensmittel mit einer kindlichen Neugier wie beim ersten Anblick zu betrachten und wahrzunehmen. Probieren Sie es doch einmal aus: ein Stückchen Schokolade sehen, fühlen, riechen, schmecken und hören, als wäre es das erste Mal in Ihrem Leben. Sie werden überrascht sein, kein weiteres Stück zu benötigen, weil die Wahrnehmung so intensiv war.

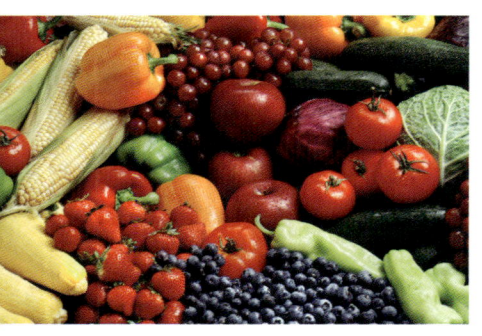

6. Nehmen Sie die Veränderungen in Ihrem Bauch war. Wie fühlt sich beginnende Sattheit und Sättigung an?
Nach ca. 20 Minuten werden Signale von Ihrem Magen zum Gehirn gesendet: »Ich bin voll« oder »bitte noch etwas liefern«. In 20 Minuten kann viel geschehen. Schnelles Essen bringt eine große Menge in den Magen, langsames Essen sinngemäß kleinere Mengen. Das

bedeutet: dieselbe Zeit, aber ganz unterschiedliche Portionsgrößen.

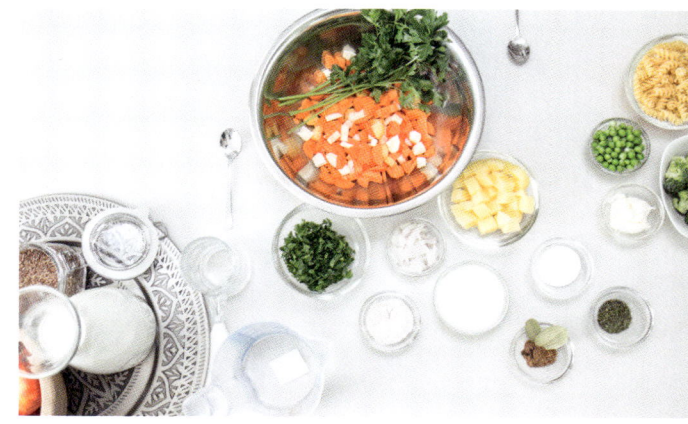

Wenn Sie nach einer Portion das Gefühl haben, weiter essen zu wollen, so legen Sie das Besteck zur Seite, warten Sie zehn Minuten und stellen Sie sich die Frage noch einmal. Wir können bestätigen, dass Sie zu 99 Prozent eine angenehme Sättigung spüren werden.

Wenn Sie satt sind, beenden Sie die Mahlzeit ebenso bewusst wie Sie diese begonnen haben. Vielleicht unterstützt Sie dabei ein Ritual. Das können ganz unterschiedliche Dinge sein: Ein Kreuzworträtsel lösen, einen Socken stricken (oder einen halben), Kaffee trinken, ein Minzeblättchen kauen – was immer Sie gerne tun.

7. Essen ist nicht nur Versorgung des Körpers, sondern darf und soll auch Genuss sein.
- Planen Sie drei regelmäßige Hauptmahlzeiten täglich, um satt zu werden. Genussmomente benötigen Ihre vorherige Sättigung. Aber bitte auch die Hauptmahlzeiten genießen!
- Finden Sie die Schnittmenge aus Lebensmitteln und Speisen, die Ihnen sehr gut schmecken und die Ihnen sehr guttun.
- Die Möglichkeiten, Genuss in Ihren Alltag zu integrieren sind unbegrenzt – und genießen Sie auch die Vorfreude auf die bevorstehenden Genussmomente.
- Gönnen Sie sich jeden Tag mindestens einen Genussmoment, aber achten Sie darauf, dass das Genussmittel etwas Einzigartiges bleibt. Genuss braucht Ihre volle Aufmerksamkeit und Zeit.
- Sie dürfen jede Speise genießen.

Wir möchten Ihnen noch etwas ans Herz legen: die Selbstfürsorge, also sich selbst Gutes tun. Dazu zählt auch das Kochen. Nicht für andere, sondern für sich selbst. In unserem Rezeptteil (siehe Seite 109) finden Sie ein Baukasten-Rezept-System – schnell, einfach, unkonventionell. Und vergessen Sie eins nicht: Der Genuss beginnt lange vor dem Essen.

Ich brauche keine Diät

Warum Hungerkuren langfristig nicht erfolgreich sind

Was kommt Ihnen in den Sinn, wenn Sie an Diäten denken? Strenge Regeln, »gesundes« Essen, das nicht schmeckt, Verzicht, Anstrengungen und vielleicht sogar hohe Kosten? Tatsächlich geht es aber darum, eine Ernährungsweise zu finden, die zu Ihnen passt und Sie ausreichend mit Nährstoffen versorgt. Ziel ist es nicht, die Kilos herunter zu hungern, sondern das überschüssige Körpergewicht durch langfristige Veränderungen Ihres bisherigen Verhaltens zu regulieren.

In den meisten Fällen haben wir negative Vorstellungen von Diäten. Dabei ist der Grundgedanke des Wortes »Diät« eine ausgewogene Lebensweise, zu der neben der Ernährung auch körperliche und geistige Aktivität sowie regelmäßige Entspannung gehören. In diesem Sinne sind unsere Empfehlungen gestaltet. Verbote gibt es nicht.

Vielleicht haben Sie schon Diäten zur Gewichtsreduktion ausprobiert oder sogar längere Zeit erfolgreich durchgeführt. Die meisten dieser Regime haben eins gemeinsam: Sie unterscheiden sich stark von der bisherigen Ernährungsweise und schränken Sie ein. In vielen Fällen kann man diese Programme zwar durchhalten, aber über kurz oder lang kommt der Punkt, wo es nicht mehr möglich ist, sich an die zahlreichen Regeln zu halten, und man steht planlos da. Was dann folgt, können Abnehmwillige rund um den Globus bestätigen: Das Gewicht beginnt wieder zu steigen, und häufig bringt man mehr Kilos auf die Waage als vor der Diät. Der berühmte Jo-Jo-Effekt ist eingetreten. Mit jedem Abnehmversuch wird man frustrierter, weil einfach nichts zu klappen scheint. Dabei lachen einem aus

Warum eine Crash-Diät nicht hilft
- Die Ernährungsweise unterscheidet sich stark vom bisherigen Essverhalten.
- Es gibt wenig Platz für individuelle Vorlieben und Bedürfnisse.
- Die Kuren sind nur für wenige Tage oder Wochen konzipiert.
- Häufig ist die Energie- und Nährstoffmenge auf Dauer viel zu niedrig angesetzt oder der Speiseplan sehr einseitig.
- Sie erlauben kaum Flexibilität im Alltag.
- Es gibt keinen Plan für die Phase des Gewichthaltens.

Zeitschriften, sozialen Netzwerken und anderen Medien schlanke, aktive Personen entgegen, die mit Diättipps, Empfehlungen für Abnehmshakes, Wunderpillen oder Diätplänen werben und vermitteln, dass es »so einfach« sei, sein Wunschgewicht zu erreichen und zu halten. Man beginnt, sich selbst infrage zu stellen.

Um aus dieser Spirale aus Diätversprechen und -frust herauszukommen – wobei meist nur die Geldbörse nachhaltig abnimmt – kann es helfen, die eigene Sichtweise zu verändern.

Dass Änderungen des bisherigen Verhaltens nötig sind, hat dabei oberste Priorität. Wie diese Änderungen durchgeführt werden, hat großen Einfluss auf ein langfristig zielführendes Ergebnis. Zu viele Veränderungen auf einmal werden Sie vielleicht einige Zeit lang beibehalten können. Sobald Sie aber im Alltag etwas aus der Bahn wirft, können Sie leider schnell wieder in die alten Muster zurückfallen.

Der neue Lebensstil

Grundlage Ihres neuen Lebensstils sind Ihre alten Gewohnheiten und Ihr Vorwissen. Überrascht? Das lässt sich einfach erklären. Viele unserer bisherigen Verhaltensweisen oder Erfahrungen mit Diäten sind hilfreich für die Entwicklung neuer Perspektiven.

Ernährungstagebuch
Tragen Sie ehrlich ein, was Sie **essen.** Notieren Sie auch die **Getränke.** Geben Sie die ungefähren **Portionsgrößen** an (siehe Beispiel). Halten Sie auch die **Uhrzeit** der Mahlzeiten fest.

Morgens	
Vormittags	
Mittags	Beispiel: *12.30 Uhr: 1 Teller Brokkolicremesuppe (Packerl), 1 Portion Naturschnitzel mit Reis, 1 Schüsserl grüner Salat, 2 Merci, ¼ l Cola light*
Nachmittags	
Abends	
Nachts	
Bemerkung	Notieren Sie, ob an dem Tag etwas Besonderes vorgefallen ist. Hatten Sie Stress, waren Sie krank, gab es etwas zu feiern …?
Bewegung	Geben Sie an, ob und welche Art von Bewegung Sie gemacht haben. Wichtig ist auch die Uhrzeit und Dauer!

Bestandsaufnahme

Beginnen Sie damit, eine Bestandsaufnahme zu machen, und führen Sie ein Ernährungs- und Bewegungstagebuch über etwa zwei Wochen (siehe Seite 81). Nehmen Sie Ihre Aufzeichnungen zur Hand und überlegen Sie konkrete Punkte, die Ihnen auffallen. Was läuft gut? Woran könnte noch gearbeitet werden? Denken Sie über die bisherigen Diätversuche nach. Was hat Ihnen gefallen, was hat gut geklappt? Woran sind Sie gescheitert? Diese Informationen können Ihnen helfen, eine Ernährungsform zu finden, die zu Ihnen passt und die Sie auch im Alltag verankern können. Notieren Sie Ihre Erkenntnisse. Das Niederschreiben macht Ihr Vorhaben verbindlicher und wird Ihnen im Laufe der Gewichtsreduktion von Nutzen sein.

Ziele setzen

Nehmen Sie sich nur zwei bis drei Punkte vor, die Sie gleichzeitig verändern möchten. Konkretisieren Sie Ihr Vorhaben so genau wie möglich.

Beispiel: Ihr Ernährungstagebuch ergibt, dass Sie vormittags im Büro nichts trinken. Eine Zielformulierung wie »Ab sofort will ich mehr trinken«, ist zwar gut gemeint, könnte jedoch schnell im Sande verlaufen. »Ab sofort trinke ich vormittags zwei Gläser Wasser«, trägt denselben Gedanken, ist konkreter und vor allem messbar. Die richtige Formulierung hilft Ihnen dabei, sich selbst zu kontrollieren.

Alternativen Ernährungsformen unter der Lupe

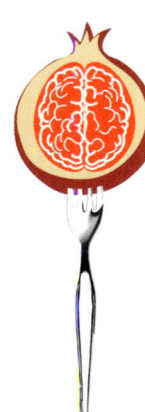

Diäten zur Gewichtsreduktion existieren, seit es den Wunsch gibt abzunehmen. In den letzten Jahren haben auch alternative Ernährungsformen einen Ruf als Geheimtipps zum Abnehmen erlangt. Clean Eating, Detox, (Saft-)Fasten oder vegane Ernährung – die Liste ist lang. Die Durchführung der einzelnen Kostformen wird unterschiedlich ausgelegt, je nachdem wo man nachliest oder wer sie propagiert. Wir widmen uns nun den am häufigsten verbreiteten Sichtweisen, was dran ist und ob sie wirklich beim Abnehmen helfen können.

Clean Eating

Der Wunsch »sauber« zu essen hat ursprünglich nichts mit dem Thema Gewichtsreduktion zu tun. Da als positiver Nebeneffekt von vielen Anhängern des Clean Eating der Verlust von Körpergewicht beschrieben wird, gibt es mittlerweile auch zahlreiche Bücher mit diesem Ansatz.

Als Grundsatz gilt, je vollwertiger und unverarbeiteter das Lebensmittel ist, desto »sauberer« ist es. Auf (künstliche) Zusatzstoffe wird gänzlich verzichtet, und Speisen mit mehr als fünf Zutaten kommen nicht auf den Tisch. Positiv daran sind der Verzicht auf industriell hoch verarbeitete Produkte und der Anspruch, möglichst vollwertig zu essen.

Im Alltag kann das strikte Einhalten der Clean-Eating-Regeln zur Herausforderung werden, auswärts essen ist nahezu unmöglich. Da die Zusammenstellung der Mahlzeiten keine Rücksicht auf Kaloriengehalt und Ausgewogenheit der Speisen im ernährungsmedizinischen Sinn nimmt, ist dieser Trend für die Gewichtsreduktion nicht ohne Ergänzungen empfehlenswert.

Einzelne Elemente wie die Verwendung von Naturprodukten und selbst zu kochen oder vorzukochen können und sollen gerne aufgenommen werden.

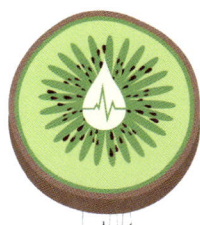
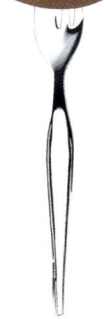

Detox

»Sieben Tage Detox mit der Saftkur um nur 150 Euro« – klingt nach einem Schnäppchen. Ihre Geldbörse wird jedenfalls in Windeseile abnehmen.

Die Philosophie hinter den »Entgiftungskuren« besteht in der Vorstellung, dass unser Körper mit Giftstoffen überladen ist und deshalb vornehmlich mit Obst- und Gemüsesäften, aber auch Shakepulvern und anderen Nahrungsergänzungsmitteln davon befreit werden sollte. Dadurch würden auch überschüssige Kilos im Nu verschwinden. Die Vorstellung, Giftstoffe im Körper zu haben, kann beunruhigen. Glücklicherweise hat unser Körper ausgeklügelte Systeme, die Schadstoffe abbauen und ausscheiden. Eine spezielle Ernährung oder Kur ist deshalb nicht nötig.

Dauerhafte Überernährung, vor allem mit Fett und Zucker, stellt allerdings eine Belastung dar, die sich in Übergewicht und erhöhten Blutwerten widerspiegeln kann. Eine kurzzeitige »Entgiftungsprozedur« bringt aber leider keine Lösung. Das kann nur eine langfristige und nachhaltige Umstellung der Ernährungs- und Lebensgewohnheiten gewährleisten.

(Saft-)Fasten

Die Palette des Fastens reicht von der Nulldiät, übers Saftfasten zum »Basenfasten« bis zum Schokoladefasten oder sogar Autofasten. In jedem Fall geht es um den Verzicht auf etwas, das im Alltag im Überfluss vorkommt, und um die körperliche und geistige »Entlastung«. Dass bei manchen Fastenvorsätzen auch das eine oder andere Kilo verloren geht, ist ein nicht unerwünschter Nebeneffekt.

Fastenkuren, die über längere Zeit keine oder geringe Kalorienaufnahme vorgeben, sollten ausschließlich nach Absprache und unter ernährungsmedizinischer Aufsicht erfolgen. Sie können als Anstoß für eine langfristige Ernährungsumstellung dienen, sind aber isoliert keine sinnvolle Methode, langfristig Gewicht zu reduzieren.

Auch sogenannte »Schalt«- oder »Fasttage« können einen dauerhaft ungesunden Lebensstil nicht komplett ausgleichen.

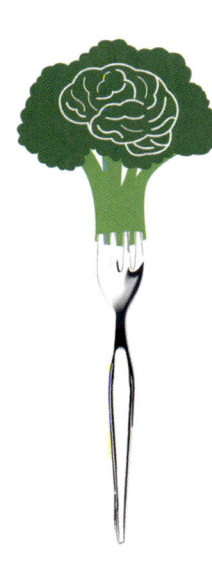

»frei von« Gluten – Laktose – Fruktose ...

Der Markt an Produkten, die ohne bestimmte Inhaltsstoffe angeboten werden, wird immer größer – ein Segen für Menschen, die an Allergien oder Unverträglichkeiten leiden. Aber auch von nicht Betroffenen werden diese Ersatzprodukte gerne gekauft, erhoffen sie sich doch dadurch einigen Zusatznutzen.

Die Vorstellung, dass auch Personen ohne Zöliakie (Autoimmunerkrankung, bei der komplett auf das Weizenklebereiweiß Gluten verzichtet werden muss), Laktoseintoleranz, Fruktosemalabsorption usw. beim Abnehmen davon profitieren, wenn sie zu den angebotenen Ersatzprodukte greifen, wird durch pseudo-wissenschaftliche Ratgeber geschürt.

Tatsächlich spart man keine Kalorien, wenn man Dinkel- statt Weizen- oder Mischbrot verwendet. Und auch das laktosefreie Joghurt hat nicht weniger Kalorien als sein laktosehaltiges Gegenstück mit der gleichen Fettstufe.

Es gibt keine wissenschaftliche Grundlage dafür, dass durch das Weglassen eines einzelnen Inhaltsstoffs Gewicht reduziert werden kann.

Low Carb

Die Reduktion bzw. der Verzicht auf Kohlenhydrate als erster Energielieferant ist die Grundlage zahlreicher Modediäten. Eine exakte Definition, was unter »Low Carb« zu verstehen ist, gibt es nicht. Alle Kostformen mit dieser Philosophie haben gemeinsam, dass Kohlenhydrate in irgendeiner Weise reduziert werden. Das kann vom Vermeiden rasch resorbierbarer Zuckerlieferanten bis zum extremen Verzicht auf jegliche Form der Kohlenhydratprodukte gehen. Dies ist auch der Grund dafür, dass die wissenschaftliche Grundlage, ob diese Ernährungsform für die langfristige Gewichtsreduktion geeignet ist, auf wackeligen Beinen steht. Fakt ist, dass die Reduktion von rasch verfügbaren Kohlenhydraten wie Zucker in Süßigkeiten, Getränken und hoch verarbeiteten Produkten einen positiven Effekt auf die Kalorienbilanz hat und auch beim Abnehmen helfen kann.

Bei manchen Low-Carb-Diäten geht der Trend allerdings dahin, große Mengen Eiweiß und Fett zuzuführen, was langfristig gesehen gesundheitliche Probleme verursachen kann. Sollten Sie beim Führen Ihres Ernährungstagebuchs sehen, dass Sie häufig zuckerreiche Snacks oder Getränke konsumieren und auch gerne bei stärkehaltigen Beilagen einen Nachschlag nehmen, kann es sinnvoll sein, Erstere zu reduzieren und bei Zweiteren einen Teil durch Salat, Gemüse oder Pilze zu ersetzen.

Kurzfristig wird diese Diät – ernährungsmedizinisch begleitet – bei bestimmten Krankheitsbildern wie Fettleber oder Diabetes mellitus Typ 2 oder zum Start einer Gewichtsreduktion bei massivem Übergewicht eingesetzt. Der fast vollständige Verzicht auf jegliche Form von Kohlenhydraten ist langfristig gesehen nicht notwendig.

Paläodiät oder Steinzeiternährung

Die sogenannte Steinzeiternährung sieht sich als urtümliche, natürliche Kost unserer Vorfahren. Konsumiert werden hauptsächlich regionale und saisonale Produkte, was als sehr positiv angesehen werden kann.

Kohlenhydratlieferanten wie Getreide, Erdäpfel und Produkte daraus werden gemieden. Auch Obst wird nur in geringen Mengen empfohlen. Man kann also von einer Sonderform der Low-Carb-Ernährung sprechen.

Im Alltag ist diese Ernährung dauerhaft schwer durchzuführen, weil Restaurantbesuche, Snacks vom Bäcker usw. ausfallen und ein Großteil der Mahlzeiten selbst zubereitet werden muss.

Auch die Fleisch- und Fischmenge, die empfohlen wird, ist deutlich höher als die derzeit geltenden Empfehlungen der Ernährungsgesellschaften und muss kritisch gesehen werden. Positiv ist der Verzicht auf zuckerhaltige, hoch verarbeitete Lebensmittel und der Trend zum Selbermachen. Die extreme Einschränkung der Kohlenhydratlieferanten ist langfristig gesehen wissenschaftlich nicht argumentierbar.

Vegane Ernährung

Pflanzliche Ernährung birgt viele Vorteile für die Gesundheit. In großen Studien wurde nachgewiesen, dass ein hoher Anteil nicht tierischer Lebensmittel das Risiko für Übergewicht, Herz-Kreislauf-Erkrankungen, Bluthochdruck und Diabetes mellitus Typ 2 deutlich reduziert. Auch die von den Ernährungsgesellschaften empfohlene »Mischkost«, bei der alles gegessen werden soll, besteht zu einem Großteil aus Lebensmitteln nicht-tierischer Herkunft wie Gemüse, Salat, Obst, Nüssen, Samen, Getreide und Pilzen.

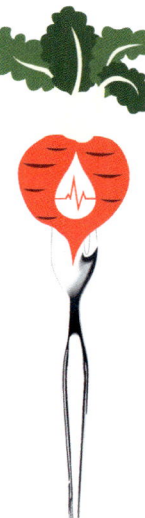

Um sich ausgewogen zu ernähren und die gesundheitlichen Vorteile zu nutzen, ist es nicht zwangsläufig nötig, komplett vegan zu leben. Schon der Umstieg auf eine weitgehend vegetarische Kost, in der Fleisch, Fisch, Eier und Milchprodukte nur eine kleine Rolle spielen, hat schon ähnliche Vorteile wie die rein pflanzliche Ernährung.

Der Schritt, sich vegan zu ernähren, begründet sich meist durch ethische und ökologische Aspekte. Man möchte umweltschonend leben und Tierleid vermeiden. Eine ausgewogene vegane Ernährung ist durchaus möglich. Es ist jedoch anzuraten, sich ausführlich mit den Lebensmitteln und Nährstoffen auseinanderzusetzen, um Mangelernährung zu vermeiden. Da durch das Weglassen tierischer Produkte die Auswahl an Esswaren etwas kleiner wird, ist die ausgewogene Zusammenstellung der Mahlzeiten sehr wichtig.

Bestimmte Vitamine werden bei einer veganen Ernährung in kleineren Mengen zugeführt und sollten deshalb zur Sicherheit über Nahrungsergänzungsmittel und damit angereicherte Produkte zugeführt werden. Eine Ernährungsberatung bei einer spezialisierten Fachkraft sollte am Beginn der veganen Ernährung stehen.

Pflanzliche Ernährung kann – richtig zusammengestellt – bei der Gewichtsreduktion helfen. Wie bei der üblichen Mischkost ist es aber notwendig, auf vollwertige Lebensmittel zurückzugreifen. Der Markt an veganen Produkten wird immer größer. Längst ist es möglich, jedes herkömmliche Lebensmittel in pflanzlicher Version zu kaufen. Der Umstieg vom Cheeseburger auf einen veganen Burger hat kalorientechnisch keinen Sinn. Man sollte seine Ernährung insgesamt überdenken.

Demnach ist Veganismus allein keine Methode, um dauerhaft Gewicht zu verlieren, wenn man an seinen ungesunden Gewohnheiten festhält.

Vegetarische Ernährung
Vielfach hört man, dass weniger Fleisch gesünder sei. Diese Aussage ist jedoch viel zu plakativ und es ist nötig, genauer hinzusehen, was da tatsächlich als »gesünder« angepriesen wird.

Fakt ist – der Durchschnittsverbrauch von Fleisch und Wurstwaren pro Kopf ist deutlich höher als die von Ernährungsgesellschaften empfohlene Menge. Für die Erzeugung von Fleisch und daraus hergestellten Produkten sind deutlich mehr Ressourcen nötig als für die Produktion von pflanzlichen Lebensmitteln. Für die Umwelt wäre es also definitiv gesünder, den Konsum zu senken.

Welche Vorteile hat das Weglassen von Fleisch, Geflügel, Wurstwaren und Fisch auf die Gesundheit und in weiterer Folge aufs Körpergewicht? Bereits der Umstieg auf eine ausgewogene vegetarische Ernährung hat ähnliche Effekte auf das Risiko, die sogenannten Wohlstandserkrankungen zu entwickeln, wie die vegane Kost. Denn wer ausschließlich das Tier selbst, jedoch nicht seine Produkte wie Milch und Eier, aus seinem Speiseplan streicht, hat kaum mehr Mangelerscheinungen zu befürchten.

Umgekehrt kann man mit einer vegetarischen Ernährung, die reich an kalorienreichen verarbeiteten Produkten und Snacks ist, nicht abnehmen. Wie bei allen für die Langzeiternährung empfehlenswerten Kostformen bilden Gemüse, Salat, Pilze, Obst, Vollkorngetreide, Nüsse und Samen die Grundlage. Werden normalfette Naturmilchprodukte wie Joghurt, Sauermilch, Topfen, Käse und hin und wieder ein Ei mit nachhaltiger Herkunft in Maßen in den Speiseplan aufgenommen, klappt es auch mit der Gewichtsreduktion.

Industriell stark verarbeitete Produkte wie Süßigkeiten, Mehlspeisen, Fertigbackwaren, Fruchtjoghurts, Fertigaufstriche und Knabbereien sind zwar meist vegetarisch, von ausgewogener Ernährung aber leider weit entfernt.

Mit kleinen Schritten zum Erfolg

Wahrnehmen · Verstehen · Verändern

In diesem Abschnitt wollen wir uns mit inneren Blockaden und Widerständen befassen. Es geht nämlich nicht nur darum, sich selbst zu überlisten, sondern zu verstehen, was uns dazu bringt, den Essensvorgang als Ersatzhandlung zu erkennen. Aber nicht der Kampf gegen sich selbst führt zum Ziel, sondern die liebevolle Zuwendung zu sich selbst, zu seiner Umgebung und zur Erkenntnis, was alles zur Lebensstiländerung führen kann.

Nur die damit verbundenen Bewertungen und Gewohnheiten machen das Thema Essen zum Problem. Sobald der Körper wieder fühlen darf, wird er die Regulation von sich aus übernehmen. Und er kann das selbst am besten! Die Herausforderung dabei ist, die immer wiederkehrenden, eingefahrenen Gewohnheiten und Überzeugungen ins Bewusstsein zu holen und sich davon zu lösen.

Umdenken vom Mangel zur Fülle
Eine positive Lebenseinstellung bewirkt Zufriedenheit und konstruktives Denken. Entwickeln Sie Interesse für sich selbst und versuchen Sie zu verstehen, wie und warum es zum Übergewicht gekommen ist.

Der erste Schritt ist die radikale Akzeptanz der aktuellen Situation. Beenden Sie den Kampf gegen sich selbst. Sie können dabei nur verlieren. Auch wenn nicht sofort alles wunschgemäß funktioniert, ist Verständnis und ein liebevoller Umgang mit sich selbst auf längere Sicht zielführend.

Senken Sie Ihren Grund-Stresspegel
Sind Bedürfnisse nicht erfüllt, gerät der Organismus in Stress und es kommt zu selbstschädigenden Beruhigungsmechanismen, wie zum Beispiel übermäßiges Essen, Rauchen oder Alkoholkonsum. Nur mit entsprechender Gelassenheit und im entspannten Zustand ist Kreativität und Veränderung möglich. Ausreichend

Schlaf und Bewegung in frischer Luft, ein maßvoller Konsum von Massenmedien wie Fernsehen oder Internetsurfen sowie eine positive innere Haltung sind äußerst hilfreich.

Mit vollem Bewusstsein da sein

Nur im Hier und Jetzt spüren Sie Ihren Körper, Ihre Gefühle und Bedürfnisse. Soll das Körpergewicht nachhaltig reduziert werden, ist es unumgänglich, sich die emotionalen Hintergründe des Essens bewusst zu machen. Es gibt in freier Natur kein Lebewesen mit Übergewicht. Nicht Disziplin und Diät sorgen für Balance. Es ist der Körper selbst, der den Bedarf an Nahrung mittels Hunger- und Sättigungsgefühl reguliert, wenn man ihn lässt. Sich selbst spüren heißt auch, zwischen Hunger und Sucht oder Sättigung und Völlegefühl zu unterscheiden. Stellt sich nach dem Essen schlechtes Gewissen ein, war es höchstwahrscheinlich nicht körperlicher Hunger, der zum Essen veranlasste. Es handelte sich vielmehr um emotionales Essverhalten.

Wozu man Gefühle hat

Gefühle und Emotionen weisen auf aktuelle Bedürfnisse hin, aber auch auf unbewusste Bewertungen und Verletzungen aus der Vergangenheit. Wird auf ein Gefühl entsprechend reagiert, ist seine Aufgabe erfüllt und es klingt ab. Wer als Kind oftmals Beleidigungen aushalten musste, greift als Erwachsener in ähnlichen Situationen immer noch zur tröstenden Schokolade. Ein selbstbewusster Mensch weist Abwertung zurück und setzt Grenzen.

Wie können die Botschaften der Gefühle lauten? Ärger weist darauf hin, dass Sie selbst oder jemand anderer etwas tut oder sagt, das sich nicht mit Ihren Bedürfnissen oder Werten vereinbaren lässt. Angst verlangt nach Schutz, Wut nach einer Grenze. Innere Leere weist darauf hin, dass viele Gefühle verdrängt werden und seelische Wunden unverheilt bleiben. Langeweile zeigt auf, dass ein sinnerfüllter Lebensinhalt fehlt. Innere Unruhe und Getriebenheit kann ein Zeichen von Überforderung sein.

Mit Gefühlen umgehen lernen heißt, sie entsprechend beantworten, statt sie zu verdrängen oder sie zu ignorieren.

Übereinstimmung der Lebensgestaltung mit den inneren Werten und persönlichen Stärken führt zu Lebenszufriedenheit, psychischer Gesundheit und damit auch zum persönlichen Idealgewicht. Sich selbst entdecken, Altlasten loslassen und damit die Welt bewusster wahrzunehmen, ist eine schöne und wichtige Aufgabe.

Wenn Sie sich selbst entwickeln und von alten Bewertungen und Handlungsmustern befreien, werden Sie Ihre Umwelt unvoreingenommen, vielfältiger und positiver wahrnehmen. Mehr und mehr leben Sie Ihr eigenes Leben und nicht jenes, das andere von Ihnen erwarten. Sie bewerten selbst, ob eine bestimmte Situation Problem oder Herausforderung ist. Letzteres ist immer eine Gelegenheit, eigene Fähigkeiten auszubauen.

Leben ist wie segeln lernen. Ein erfahrener Kapitän vermittelt Sicherheit, genießt die Fahrt und weiß immer, was zu tun ist – bei Sturm und Turbulenzen geht er sicher nicht zum Essen in die Kombüse.

Veränderung, aber nachhaltig

Machen Sie kleine Schritte. Ein Tag pro Woche ist leichter umzusetzen, als alles über den Haufen zu schmeißen. So können Sie langsam und leicht in Ihr persönliches Wohlfühl-Leben hineinwachsen und immer wieder nachbessern. Schritt für Schritt Neues ausprobieren und testen, ob es Freude bereitet. Nichts, was Kraft kostet und frustriert, ist auf Dauer beizubehalten. Das gilt für Ernährung und Bewegung genauso wie für Beruf und soziales Umfeld.

- Essen Sie nur, worauf Sie Appetit haben und achten Sie auf das Gefühl danach. Stellt sich nach dem Essen schlechtes Gewissen ein, war es höchstwahrscheinlich nicht körperlicher Hunger, der zum Essen veranlasste.
- Respektieren Sie Ihre Widerstände, sie beinhalten wichtige Botschaften. Sie stehen für den Wunsch nach Selbstbestimmung.
- Übernehmen Sie Verantwortung für das, was Sie essen, wie Sie essen und für die daraus resultierenden Folgen.
- Achten Sie auf Ihre Gedanken und befassen Sie sich mehr damit, was Sie wirklich wollen.
- Nehmen Sie eine liebevolle innere Haltung ein und formulieren Sie positiv: »Ich nehme meinem Körper Last ab!« anstatt »ich muss abnehmen«. – »Ich gönne mir Bewegung« ist hilfreicher als Trainingspläne – es sei denn, sie machen Spaß. Neue Lebenseinstellung braucht Wiederholung. Schreiben Sie ihre konstruktiven Sätze auf und wiederholen Sie diese mehrmals täglich.
- Orientieren Sie sich an Menschen, die Ihnen guttun, die Sie fördern und inspirieren. Entziehen Sie dem Negativen Ihre Aufmerksamkeit und wenden Sie sich dem zu, was Freude macht.
- Sorgen Sie für emotionale Nahrung. Es braucht keine großen Dinge. Machen Sie sich tagsüber die vielen kleinen Glücksmomente bewusst. Die gereinigte Luft nach dem Regen, ein Sonnenuntergang, ein frisch überzogenes Bett, nach einem langen Spaziergang müde und zufrieden ins Bett fallen, ein unerwartetes Lächeln im Vorbeigehen …

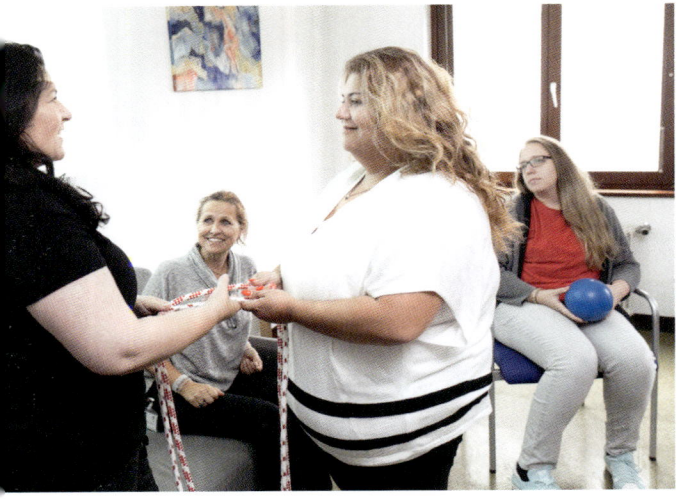

- Kümmern Sie sich um die Wunden und Verletzungen aus der Vergangenheit. Unser Organismus, unser Körper vergisst nichts von all den erlebten Schocks und Krisen, selbst wenn wir gelernt haben, im Alltag damit irgendwie zurechtzukommen.

Unterstützung holen

Holen Sie sich Unterstützung. In der Gruppe mit anderen entsteht Vertrauen und Verständnis für einander. Man bildet Seilschaften und hilft sich gegenseitig in schwierigeren Phasen. Beispielsweise in der »Coping School«. Dabei handelt es sich um ein ambulantes Therapieprogramm im Barmherzige Schwestern Krankenhaus Wien für nachhaltige Gewichtsreduktion. Das Konzept basiert auf den drei Säulen Bewegung, Ernährung und Psyche. Durch Akupunktur wird die Veränderung zum gesunden Essverhalten zusätzlich unterstützt.

Da es im Zuge von Diäten immer wieder zum Jo-Jo-Effekt kommt, orientiert sich das Programm der »Coping School« an den Regulationsmechanismen und Selbstheilungskräften von Körper und Psyche. Mithilfe eines multiprofessionellen Teams haben Sie in der Gruppe von Gleichgesinnten Gelegenheit, zu Ihrer ganz persönlichen gesunden Lebens- und Ernährungsgestaltung zurückzufinden.

Erfahrungsberichte von Coping-School-Absolventinnen

Frau A.: »Durch die Coping School lernte ich hinzuspüren, welcher Art mein ›Hunger‹ ist. Esse ich nur, weil ich ein Gefühl nicht aushalten will? Jetzt überlege ich immer, ob ich den Bissen wirklich brauche.«

Frau K.: »Nun ist fast ein Jahr vergangen, seit ich die Coping School besuchen durfte. Nach einem BMI von 37,1 habe ich nun zum ersten Mal den BMI von 30 unterschritten und mittlerweile bin ich bei 74 kg, das heißt, bei einem BMI von 28,9 angelangt. Ich bekomme viel positives Feedback von meiner Umgebung und genieße das Leben viel mehr. Und auch das Essen genieße ich sehr – weil ich weiterhin bewusst esse und dabei viel entspannter bin.«

Das Kind in uns – vom liebevollen Umgang mit sich selbst

Für die meisten Menschen mit erheblichem Übergewicht hat die Nahrungsaufnahme eine wichtige Aufgabe: Sie tröstet, beruhigt, entspannt, betäubt, schirmt vor Schmerzen ab und führt sogar für kurze Zeit in eine Art Trance. Das ist deshalb der Fall, weil vor allem durch Zucker- und Fettkonsum das Belohnungszentrum im Gehirn aktiviert und damit positive Gefühle vermittelt werden (siehe Grafik S. 27). Das heißt, Essen hat eine Funktion übernommen, die ihm eigentlich gar nicht zusteht.

Wenn nun schmerzliche Situationen und Erlebnisse mit Essen beantwortet werden, gehen wir mit unseren Gefühlen und Bedürfnissen nicht so um, wie es für uns sinnvoll und stimmig wäre. Statt Wut und Schmerz einfach mit dem Akt der Nahrungsaufnahme hinunterzuschlucken und zu betäuben, wäre es viel hilfreicher, Gefühle wahrzunehmen, auszuhalten und adäquat mit ihnen umzugehen. Statt immer wieder mithilfe einer Tafel Schokolade den Ärger mit der Arbeitskollegin hinunterzuschlucken, wäre es angebracht, den Ärger bewusst wahrzunehmen und ein klärendes Gespräch zu führen, um die belastende Situation aus der Welt zu schaffen.

Die Essanfälle, das Überessen und das übermäßige Naschen sind also eine völlig unzureichende Art, sich mit Schwierigkeiten im Leben auseinanderzusetzen. Sie führen bloß zur Selbstzerstörung. Es gibt aber einen Weg aus der negativen Spirale: Das destruktive Verhalten können wir auch wieder loswerden, indem wir lernen, für uns selbst wie eine gute Mutter oder ein guter Vater zu sorgen. Das heißt, sich mit Gefühlen und Bedürfnissen zu beschäftigen und gut für das eigene körperliche und seelische Wohl zu sorgen.

Vor allem im Lernprozess sind Essanfälle an sich nichts Böses: Sie können uns immer wieder wie ein roter Faden etwas Wesentliches mitteilen: Achtung, hier geht es nicht um Kalorien, du brauchst eindeutig und ganz entschieden etwas anderes!

Deswegen hat es Sinn, sich bei Heißhunger stets vor dem Essen die Frage zu stellen: Was brauche ich wirklich? Worum geht es jetzt? Welches Gefühl herrscht gerade in mir vor? Was habe ich gerade erlebt?

Wenn Sie sich die Mühe machen, sich diesen Fragen zu stellen und sie ehrlich zu beantworten, werden Sie sich selbst und Ihren inneren bedürftigen Teil besser verstehen. Sie werden auf diese Weise Mitgefühl mit sich selbst und Ihrem inneren Kind entwickeln. Mitgefühl ist übrigens etwas ganz anderes als Selbstmitleid. Selbstmitleid bleibt beim Jammern und Klagen. Mitgefühl mit dem bedürftigen Teil in uns lehrt uns, verantwortungsvoll und empfindsam mit uns selbst umzugehen. Und das wiederum bringt uns in Balance und hebt die Lebensqualität – ach ja, und es macht schlank.

Es wird Ihnen irgendwann wie Schuppen von den Augen fallen, dass Sie sich in schwierigen Situationen nicht nach Essen, sondern nach Geborgenheit, Schutz,

Trost, menschlicher Wärme und Nähe sehnen, dass Ihnen vielleicht eine sinnvolle Aufgabe oder ein Hobby fehlt. Dann werden Sie nicht mehr bereit sein, sich selbst mit etwas abzuspeisen, das Sie gar nicht brauchen und eigentlich nicht wollen.

Freudetagebuch statt Diät

Vielleicht ist Ihnen schon einmal aufgefallen, dass Sie, wenn Sie glücklich, entspannt oder sehr ausgeglichen waren, ganz automatisch Gewicht verloren haben. Denn Spaß im Leben, Verliebtsein, aber auch die vielen kleinen Dinge in unserem Alltag, die Freude machen, sind Feinde von Sucht und Übergewicht. Bei uns in der Coping School machen Patienten immer wieder die Erfahrung, dass der Fokus auf die kleinen, schönen Dinge im Leben nicht nur zufrieden und froh, sondern auch schlank macht. In unserem Körper entstehen in diesem Fall Glückshormone, sodass wir die Freuden des Essens deutlich weniger brauchen. Wenn wir achtsam durch den Tag gehen und besonders auf die Dinge schauen, die angenehm sind und uns gefallen, dann entsteht in unserem Körper ein ganz anderer Hormoncocktail als bei Frust, Langeweile und Einsamkeit. Jeden Abend vor dem Schlafengehen sich nochmals die angenehmen und schönen Momente des Tages zurück ins Gedächtnis rufen und diese in einem Freudetagebuch festzuhalten, wird Sie ganz allmählich in eine positive, freundliche und zuversichtliche Stimmung sich selbst und Ihrem Leben gegenüber führen. Sie werden merken, dass das Essen mehr und mehr an Wichtigkeit verliert. Und dann stimmt die alte Weisheit wieder: »Ich lebe nicht, um zu essen, sondern esse, um zu leben« – und das mit Genuss!

Dialog in einer Gesprächstherapiegruppe der Coping School

Patientin: Gestern ist es wieder passiert: Kaum von der Arbeit zu Hause angekommen, stehe ich schon wieder vor dem Kühlschrank. Bevor mir noch so richtig bewusst wurde, was da gerade passiert, war der halbe Kühlschrank leer. Und wieder haben sich Magendrücken und Reflux bemerkbar gemacht – ich war völlig verzweifelt. Warum passiert mir das immer und immer wieder, was ist da nur falsch mit mir?

Therapeutin: Ja, ich verstehe Ihre Ratlosigkeit. Kehren wir noch einmal gemeinsam in Gedanken zum gestrigen Abend zurück: Sie sind nach der Arbeit nach Hause gekommen. Was ist da in Ihnen vorgegangen, wie haben Sie sich gefühlt?

Patientin: Ich war völlig erledigt. Wieder hat mir meine Chefin kurz vor Arbeitsschluss eine Aufgabe zur schnellen Erledigung aufgedrückt. Ich habe nichts gesagt, bin geblieben und habe über eine Stunde länger gearbeitet – und sie hat sich nicht einmal bedankt bei mir.

Therapeutin: Sie waren erledigt, erschöpft und über Ihre Chefin verärgert.

Patientin: Ja, genau; und das spielt sich mindestens dreimal in der Woche so ab. Ich bin dann einfach erschöpft und total verärgert.

Therapeutin: Und dann kommen Sie nach Hause, schließen die Wohnungstür auf, ziehen die Schuhe aus – und was passiert dann?

Patientin: Dann steuere ich schnurstracks auf den Kühlschrank zu, stehe vor der geöffneten Kühlschranktür und stopfe in mich hinein, was nur geht.

Therapeutin: Was passiert da mit Ihrem Ärger und Ihrer Erschöpfung?

Patientin: Ich weiß nicht so recht. Ich bin dann jedenfalls nicht mehr mit diesen Gedanken beschäftigt, dafür spüre ich einen übervollen Bauch und den Reflux.

Therapeutin: Sie spüren dann Ihren Ärger und Ihre Erschöpfung nicht mehr. Und dann?

Patientin: Dann lege ich mich auf die Couch, und der Abend ist gelaufen. Und das passiert mir regelmäßig immer wieder. Dabei möchte ich doch so dringend abnehmen, auch mein Arzt schlägt schon Alarm.

Therapeutin: Könnten Sie sich vorstellen, einmal mit der Situation in der Arbeit und beim Ankommen Zuhause anders umzugehen?

Patientin: Eigentlich wollte ich schon seit Längerem meiner Chefin sagen, dass ich auf meine Arbeitszeit genauer achten möchte und nur mehr ausnahmsweise in wirklich dringenden Fällen bereit bin, länger zu arbeiten.

Therapeutin: Sagt Ihnen das Ihr Ärger?

Patientin: Ja, das sagt er.

Therapeutin: Und was sagt Ihnen Ihre Erschöpfung? Was braucht Ihr Körper wirklich, wenn Sie erledigt nach Hause kommen?

Patientin: Eigentlich braucht er Ruhe und Entspannung. Ich sollte mich wohl, bevor ich in die Küche gehe, zehn Minuten auf die Couch legen und durchschnaufen.

Therapeutin: Großartig! Sie wissen ganz genau, was Sie brauchen und was Ihnen guttut. Wollen Sie es in der nächsten Woche zumindest einmal anders versuchen als bisher? Würden Sie das aushalten? Einen großen Schritt in die Veränderung wagen?

Patientin: Ja, das kann ich aushalten. Einmal kann ich es anders probieren. Ich werde meinen Mut zusammennehmen und endlich mit meiner Chefin sprechen und ich werde an einem Abend ganz bewusst anders mit meiner Erschöpfung umgehen.

Therapeutin: Das ist ein gutes Ziel. Wollen Sie uns nächstes Mal in der Gruppe davon erzählen, wie es Ihnen damit gegangen ist?

Patientin: Ja, das werde ich. Ich will euch davon erzählen.

Was hilft, wenn nichts mehr geht

Die Übergewichtschirurgie

Während das Übergewicht durch die zuvor beschriebenen Maßnahmen, aber auch in Kombination mit einer medikamentösen Therapie meist zufriedenstellend behandelt werden kann, sind langfristige Erfolge ab einem BMI von 40 besonders erfolgversprechend chirurgisch zu erzielen. In diesem Abschnitt werden wir Ihnen darlegen, welche chirurgischen Maßnahmen möglich sind, um mit Ihrer Mitarbeit einen Erfolg für einen dauerhaften Gewichtsverlust zu erreichen.

In der Fachliteratur wird das krankhafte Übergewicht ab einem BMI von 40 als »morbide Adipositas« bezeichnet und beschreibt etwa eine erwachsene Person mit einer Größe von 175 Zentimetern und einem Gewicht von 123 Kilogramm. Dieses Krankheitsstadium wird häufig durch Begleiterkrankungen wie Diabetes mellitus, Hypertonie, also Bluthochdruck, Gicht, Gelenksbeschwerden, hohe Blutfettwerte, Schlafapnoe und Krebserkrankungen erschwert.

Die folgende Tabelle zeigt das gesteigerte Risiko für bestimmte Erkrankungen beim krankhaften Übergewicht:

Risikoverhältnis BMI 40 : BMI 20–25

> fünffach	> zwei- bis fünffach	> ein- bis zweifach
Diabetes	Hypertonie	Krebssterblichkeit
Blutfette	Myokardinfarkt	Asthma
Schläfrigkeit	Gallensteine	Narkoserisiko
Atemnot	Schlaganfall	Sodbrennen

Auch in Österreich nimmt die Zahl der Betroffenen jährlich zu, und wenn auch vermehrt Erwachsene an krankhaftem Übergewicht leiden, so sieht man in den letzten Jahren leider auch eine deutliche Zunahme an adipösen Kindern. In der Europäischen Union leiden dadurch derzeit bereits mehr als eine Million Kinder an Bluthochdruck und dem sogenannten Metabolischen Syndrom, das für den Körper eine große Gefahr darstellt. Das krankhafte Übergewicht stellt daher aus medizinischer Sicht eine gänzlich andere Situation dar als das einfache Übergewicht, das nicht zwingend zu Begleiterkrankungen führt.

Die Vorbereitung

Prinzipiell kann daher aus ärztlicher Sicht erwachsenen Patienten mit krankhaftem Übergewicht die chirurgische Behandlung angeboten werden, wenn nicht andere medizinische oder soziale Einflüsse dagegen sprechen. Um mögliche Kontraindikationen, also Gründe, die gegen eine Operation sprechen würden, zu entdecken, bedarf es einer intensiven Abklärung durch mehrere verschiedene medizinische Disziplinen.

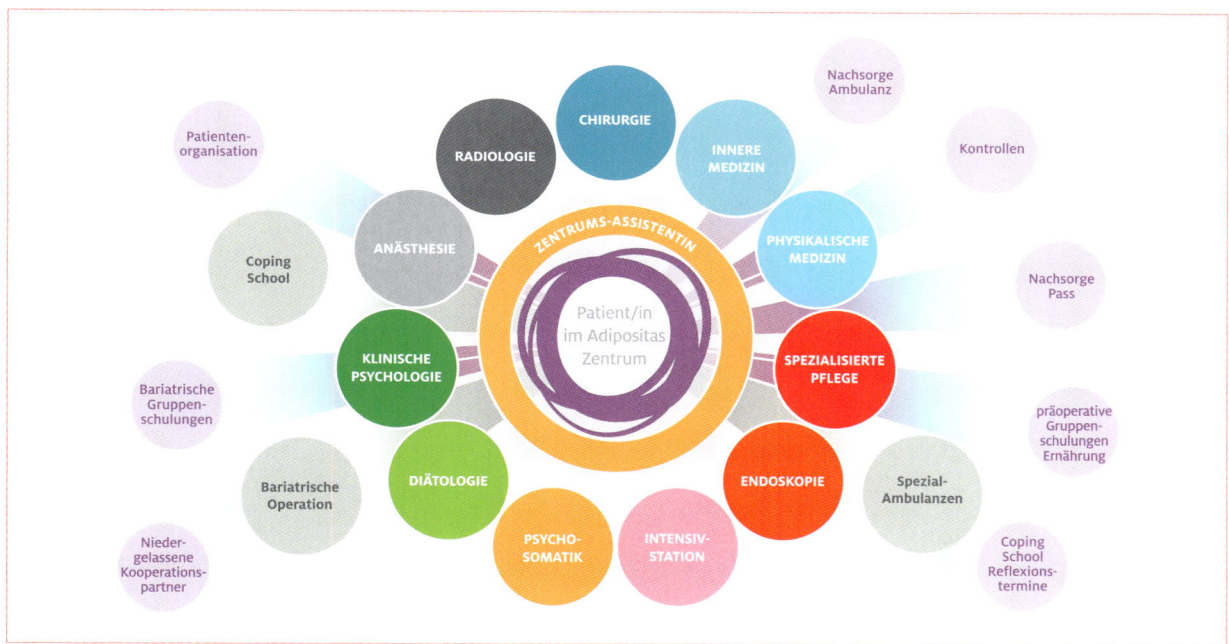

Die Abbildung zeigt die komplexe Adipositas-Behandlung, in die viele medizinische Abteilungen involviert sind. In einem Adipositas-Zentrum werden Patienten von einem Patientencoach begleitet, sodass alle Fragen und Unklarheiten geklärt werden können.

Gründe, die gegen eine Operation sprechen würden, sind beispielsweise schwere Erkrankungen des Herzens, der Leber und der Nieren, Alkoholabusus oder eine bereits bestehende Krebserkrankung. Im Rahmen der Durchuntersuchung für einen sogenannten bariatrischen Eingriff, das ist die Übergewichtschirurgie, erfolgt auch eine intensive diätologische und psychologische Untersuchung und Vorbereitung auf die Phase nach der Operation. Je besser Patienten auf die chirurgische Behandlung vorbereitet sind und über die Veränderung nach der Operation Bescheid wissen, umso höher sind die Erfolgschancen für den einzelnen Patienten. Die Vorbereitungsphase dauert daher meist mehrere Wochen, sodass sich Patienten optimal auf die Operation und die deutliche Veränderung des Essverhaltens vorbereiten können.

Das Ziel der Operation ist der dauerhafte Gewichtsverlust und der Verlust der Begleiterkrankungen. Nur wenn die Patienten ihre verlorenen Kilos nicht mehr zunehmen, hat die Behandlung medizinisch geholfen und eine bessere Lebensqualität sowie ein längeres Leben kann erwartet werden.

Die Operation

Niemand lässt sich gern freiwillig operieren. Deshalb ist es maßgeblich, dass jeder Patient optimal auf das Leben nach der Operation vorbereitet ist. Der Krankenhausaufenthalt ist sehr kurz, meistens sind nur eine bis zwei Übernachtungen notwendig. Die eigentliche Erholungsphase wird in der gewohnten Umgebung zu Hause absolviert und ist erfahrungsgemäß bereits nach ein bis zwei Wochen abgeschlossen, da minimal invasive Operationstechniken zur Anwendung kommen.

Welche Operation auch immer gewählt wird, das Essverhalten danach verändert sich entscheidend. Bestimmte Vitamine und Mineralstoffe kann der Körper unter Umständen nicht mehr in ausreichendem Maße aufnehmen, sodass routinemäßig Multivitaminpräparate, Spurenelemente und Mineralstoffe eingenommen werden sollten.

Bereits in den ersten Wochen nach der Operation wird sich ein signifikanter Gewichtsverlust zeigen. Ziel ist es, ein bis zwei Kilogramm pro Woche zu verlieren und damit nach etwa

Wichtige Ernährungsempfehlungen nach Übergewichtschirurgie
- Langsam essen
- Gut kauen
- Keine zu kalten oder zu heißen Speisen
- Keine zuckerreichen Speisen oder Getränke
- Kalorienfreie Getränke
- Eiweissreiche Lebensmittel
- Gutes Fett verwenden
- Essen und Trinken trennen
- Fünf bis sechs kleine Mahlzeiten pro Tag
- Nicht mehr essen nach dem ersten Sättigungsgefühl

zwei Jahren das sogenannte »Wohlfühlgewicht« erreicht zu haben. Nicht alle Patienten werden durch eine Operation normalgewichtig. Meist kommen sie in einen Gewichtsbereich, in dem sie ihre Begleiterkrankungen verlieren und sich dadurch wohler fühlen und länger leben. Dabei muss berücksichtigt werden, dass je höher das Ausgangsgewicht umso schwieriger ist es, auch mit einer Operation normalgewichtig zu werden. An dieser Stelle ist es uns wichtig zu erwähnen, dass die Operation der Startschuss zu einer Lebensstiländerung sein soll. Diese Veränderungen beinhalten neben bewussterem Essen auch viel Bewegung und die Auseinandersetzung mit dem eigenen Körper.

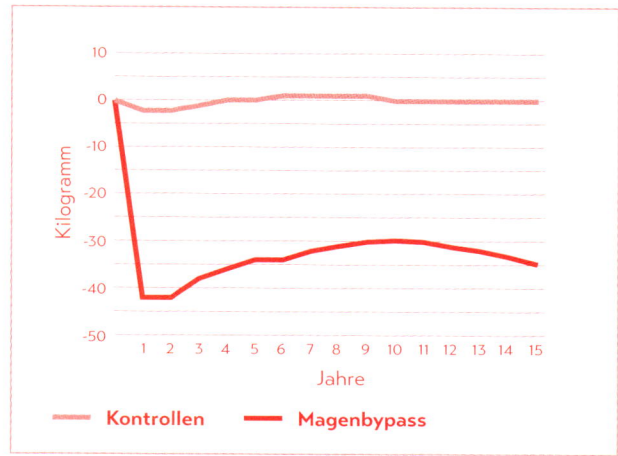

Patienten nach Magenbypassoperationen nehmen im Vergleich zu nicht operierten Patienten im Durchschnitt mehr als 40 Kilogramm ab und können das Gewicht über einen Zeitraum von nahezu 15 Jahren und darüber hinaus halten. Ohne Operation ist es für Menschen mit einem BMI von über 40 kaum möglich, dauerhaft Gewicht zu verlieren.

Die Methoden

Es gibt unterschiedliche Operationsmethoden, die zur Gewichtsreduktion angewendet werden können. Prinzipiell werden nur jene Verfahren zu den bariatrischen Eingriffen gezählt, die dauerhaft bleiben. Eine Rückoperation ist also nicht geplant. Methoden wie der sogenannte Magenballon, der nach drei bis sechs Monaten wieder entfernt werden muss, zählen nicht zu den eigentlichen Übergewichtseingriffen.

Unter den bariatrischen Operationen gibt es sogenannte restriktive und auch malabsorbtive Eingriffe. Restriktion bedeutet, dass während der Operation der Magen deutlich verkleinert wird, sodass nur mehr kleinere Portionen verzehrt werden können. Dadurch kommt es automatisch zu einer geringeren Kalorienaufnahme pro Tag und in Folge zur Gewichtsreduktion. Zu dieser Gruppe zählen bekanntermaßen das verstellbare Magenband, die **Sleeve** (= Ärmel) **Resektion** und der **Magenbypass**. Nicht jede Methode ist für alle Patienten gleichermaßen geeignet. In Europa ist die Magenbypassoperation die am häufigsten eingesetzte Operationstechnik. Bereits in den 1960er Jahren sind erste Erfahrungen mit diesem Verfahren gewonnen worden. Deshalb weiß man heute, dass auch die Langzeitergebnisse für die Patienten sehr gut sind. »Bypass« ist die englische Bezeichnung für Umgehung. Das Ziel der Operation ist es, einen sehr

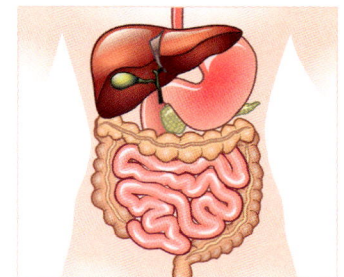

Anatomie des Oberbauches mit mit Speiseröhre, Magen, Bauchspeicheldrüse, Gallenblase, Leber und Dünndarm.

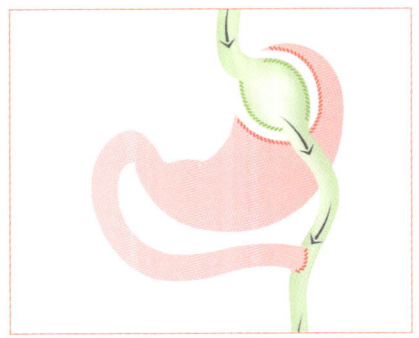

Im Rahmen der Magenbypassoperation kommt es zur Bildung eines kleinen »Vormagens« (= Pouch), der es nur noch zulässt, kleine Portionen zu essen.

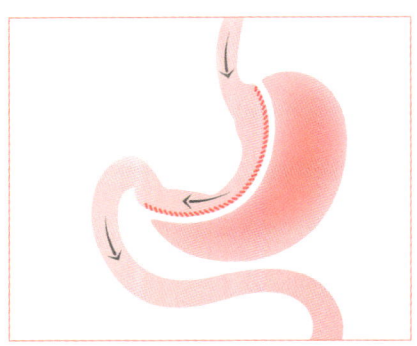

Die Sleeveresektion ist gekennzeichnet durch eine teilweise Entfernung des Magens, ohne die restliche Verdauungsstrecke zu beeinflussen.

kleinen und nur mehr zirka 30 Milliliter fassenden Magen zu bilden und diesen dann direkt mit dem Dünndarm zu verbinden. Dabei geht das Essen am eigentlichen Magen vorbei direkt in den Darm. Die Verdauungssäfte der Bauchspeicheldrüse sowie die Galleflüssigkeit werden erst später in den Darm geleitet. Der Magenbypass führt so, nämlich durch die Magenverkleinerung, einerseits zu einer Restriktion, und die Patienten können nur mehr kleinere Portionen verzehren. Andererseits bringt die Methode auch eine Reihe anderer Veränderungen mit sich, die sehr erwünscht sind. Die meisten Patienten berichten, dass sie nach der Operation kein großes Hungergefühl mehr verspüren, dadurch fällt es viel leichter, weniger zu essen. Dies kommt in erster Linie dadurch zustande, dass das Hungerhormon Ghrelin (siehe Grafik Seite 26) aus dem Magen nicht mehr so aktiv ist.

Vor allem für Diabetiker ist die Methode ausgezeichnet geeignet. Es kommt nämlich durch den frühen Kontakt der Speisen mit dem Dünndarm zu einer hormonell verursachten Veränderung des Zuckerhaushaltes, der nicht selten dazu führt, dass Patienten bereits wenige Wochen nach der Operation keine Medikamente mehr zur Korrektur des Blutzuckers benötigen, obwohl die Gewichtsabnahme noch nicht in hohem Maße eingesetzt hat. Weil viele krankhaft übergewichtige Patienten bereits an Diabetes mellitus leiden, kommt die Magenbypassoperation am häufigsten zum Einsatz.

Während das verstellbare Magenband nur mehr selten eingesetzt wird, ist die Sleeveresektion eine häufiger angewandte Alternative, solange keine Refluxkrankheit (= Zurückrinnen von Magensäure in die Speiseröhre) beim Patienten vorliegt. Dabei wird ein Teil des Magens entfernt, sodass die Form des Magens dem Ärmel eines Pullovers gleich sieht. Der restliche Verdauungstrakt wird bei dieser Methode nicht verändert. Meist kommt die Sleeveresektion in Österreich bei Patienten mit sehr hohem Body-Mass-Index zur Anwendung, da die Operation technisch etwas einfacher durchführbar ist und damit das Operationsrisiko geringer eingeschätzt wird. Eine Rückoperation ist bei der Sleeveresektion in keinem Fall möglich, da der entfernte Magenanteil nicht wieder eingesetzt werden kann.

Neben allen Methoden, die eine Restriktion erzeugen, sind mehrere Techniken bekannt, die eine sogenannte Malabsorption mit sich bringen. Dabei können Patienten im Wesentlichen dieselben Mengen an Speisen verzehren wie vor der Operation. Durch eine Verkürzung der Darmlänge in der Speisepassage kommt es aber zu einer verminderten Aufnahme von Nährstoffen und damit Kalorien ins Blut fast unabhängig davon, wie viele Kalorien gegessen werden. Auch wenn diese Methoden auf den ersten Blick sehr verlockend klingen mögen, so werden sie doch verhältnismäßig selten eingesetzt. Der Grund dafür liegt in den möglichen Nebenwirkungen, die nach einem solchen Eingriff auftreten können. Durch die Darmverkürzung kann es bei Nichtbeachten der Ernährungsvorschriften zu deutlichem Eiweiß- und Vitaminmangel kommen, was zu Wassereinlagerungen und Muskelabbau führen kann.

Die Technik

Alle Operationsmethoden können heute in laparoskopischer Technik, das heißt minimal invasiv, durchgeführt werden, und es sind dafür lediglich wenige kleine Schnitte an der Bauchdecke notwendig. Diese Techniken führen zu weniger Schmerzen, schnellerer Erholung und kürzerem Krankenhausaufenthalt. Häufig können Patienten bereits am ersten Tag nach der Operation wieder nach Hause entlassen werden. Dennoch bringt jede Operation ein gewisses Operationsrisiko mit sich. Risiken einer Operation sind neben dem Blutverlust und der Infektion auch das Nichtabheilen der Magen-Darm-Verbindungen oder die Verletzung umliegender Organe. Insgesamt ist das Operationsrisiko in den letzten Jahren durch verbesserte Techniken deutlich gesunken und bariatrische Eingriffe können in spezialisierten Zentren mit hoher Sicherheit angeboten werden. Das Operationsrisiko liegt jedenfalls deutlich unter dem Gesundheitsrisiko, das durch das krankhafte Übergewicht verursacht wird, sodass mittel- und langfristig eine verbesserte Lebensqualität und ein längeres Leben resultieren.

Nachbetreuung

Jeder Patient braucht auch nach einer Übergewichtsoperation eine lebenslange ärztliche Betreuung. Üblicherweise erfolgt diese durch einen Allgemeinmediziner oder einen Facharzt für Innere Medizin. Chirurgische Kontrollen sind in regelmäßigen Abständen notwendig, um Magen-Darm-Beschwerden zu erkennen und gegebenenfalls zu behandeln. Im Rahmen der internistischen Kontrolluntersuchungen werden in erster Linie der Gewichtsverlauf und der Vitaminstatus sowie andere Blutparameter erhoben. Spurenelemente und Elektrolyte müssen ebenfalls im Labor kontrolliert werden, da unter Umständen Kalzium und Eisen in nicht ausreichenden Mengen vom Körper aufgenommen werden können. Diese beiden Substanzen gelangen größtenteils im Zwölffingerdarm in das Blut, wo nach Magenbypassoperationen das Essen nicht mehr durchkommt. Besonderes Augenmerk sollte auch auf den Vitamin-D-Haushalt gelegt werden. Viele Patienten haben bereits vor der Operation einen Mangel an Vitamin D, was über einen längeren Verlauf zu verstärkter Osteoporose führen kann. Dies ist insbesondere bei Frauen zu beachten. Vitamin D kann sehr einfach in Form von Tropfen täglich eingenommen werden.

Der Erfolg der Operation wird im Langzeitverlauf, das heißt fünf bis zehn Jahre nach dem Eingriff, ermittelt und beurteilt. Andauernder Gewichtsverlust führt in der Regel zur Besserung der Begleiterkrankungen und Patienten benötigen keine Medikamente mehr gegen Blutzucker, Bluthochdruck, Gicht oder hohes Cholesterin. Aus Studien weiß man, dass die Folgeerkrankungen des Diabetes mellitus, die sich in erster Linie durch Gefäßverkalkungen zeigen, bei operierten Patienten im Vergleich zu nicht Operierten kaum zu sehen sind.

Insgesamt sollten bariatrische Operationen für Patienten mit krankhaftem Übergewicht in Erwägung gezogen werden. Optimal auf die Operation und das Leben danach vorbereitete Patienten haben den größten Profit. Vorausgesetzt, dass auch nach dem Eingriff ärztliche Kontrollen durchgeführt werden.

Eine gut geplante und auch gut durchgeführte Operation ist für viele Patienten ein Start in ein neues Leben, unterstützt die Patienten bei der Gewichtsabnahme und führt zu einem stabilen Gewichtsverlauf.

Du bist, was du isst

Was »Ernährungsökologie« bedeutet

Wie wichtig Nachhaltigkeit im globalen Denken ist, wissen wir schon seit der Gründung des »Club of Rome« im Jahr 1968. In diesem Abschnitt wollen wir uns der gesamtglobalen Bedeutung ebenso zuwenden wie dem Anteil jedes Einzelnen am Gelingen eines ausgeglichenen Umwelthaushalts für unsere Ernährung.

Der Ausdruck »Ökologie« stammt aus der Biologie und bedeutet die wissenschaftliche Untersuchung des »Haushalts der Natur«. Damit sind vor allem Lebewesen und ihr Verhältnis zu deren natürlichen Lebensgrundlagen gemeint. In der Folge gibt es auch eine wissenschaftliche Disziplin wie die »Humanökologie«, die als Ökologie des Menschen definiert ist und das Verhältnis der Menschen zu ihrer Umwelt untersucht.

Ein Bereich dieser Ökologie des Menschen ist die Ernährung, und daher konnte auch der spezielle Bereich der »Ernährungsökologie« herausgearbeitet werden. Die Ernährungsökologie untersucht daher die Umweltbedingungen und Umweltfolgen durch die Ernährung der Bevölkerung. Dabei interessieren vor allem die Auswirkungen auf die natürliche Umwelt, also Luft, Wasser, Boden, Pflanzen und Tiere. Des Weiteren die Folgen kultureller Formen der Ernährung, die wirtschaftliche Organisationsform sowie die sozialen Folgen, etwa die Beschäftigungsstruktur der Bevölkerung in Entwicklungs- und Schwellenländern, in denen beispielsweise Futtermittel hergestellt werden oder die systemischen Bedingungen der Unterernährung für etwa eine Milliarde Menschen in den Entwicklungsländern. Oder der Überernährung bei etwa einer Milliarde Menschen in den Industrie- und manchen Schwellenländern.

Die Ernährungsökologie erforscht daher grundlegend die Zusammenhänge zwischen Gesellschaft, Natur, Wirtschaft und Kultur in Hinblick auf die Ernährungsform. Diese Wissenschaft ermöglicht auf diese Weise eine Zusammenschau der einzelnen Bereiche, Ebenen und Faktoren des nun global organisierten Ernährungssystems unserer Welt, das durch den westlichen Lebensstil geprägt ist.

Das Ziel »nachhaltige Entwicklung«

Gerade was die Ökologie ganz allgemein betrifft, ist hier noch grundlegend anzumerken, dass die Entwicklung der Industriegesellschaften bereits mehrere sogenannte »ökologische Grenzen« überschritten hat. Das betrifft nicht nur das Klima, sondern in besonders hohem Ausmaß die Minderung der Artenvielfalt und die Störung der Kreisläufe von Phosphor und Stickstoff. Beide Bereiche haben auch mit der globalen Organisation der Ernährungssysteme zu tun, insofern die Urwälder für landwirtschaftliche Nutzflächen gerodet werden und der Phosphor- und Stickstoffkreislauf vor allem durch den umfassenden Einsatz von Düngemitteln gestört wird. So wird dadurch beispielsweise das Grundwasser belastet, die ursprünglich fruchtbaren Böden veröden rasch und sind nicht mehr nutzbar.

Dabei wurden aber die 1992 von der Konferenz der Vereinten Nationen über Umwelt und Entwicklung (UNCED) initiierten Ziele der sogenannten »nachhaltigen Entwicklung« von 193 Nationen unterzeichnet. Diese soll der folgenden Generation noch die Befriedigung der Bedürfnisse der Menschen für ein gutes Leben erlauben: Es sollen die natürlichen Ressourcen so genutzt werden, dass sowohl eine gedeihliche Wirtschaft möglich als auch die soziale Ungleichheit reduziert werden. Das Besondere an diesem Zielebündel ist, dass es ausdrücklich um die Verhältnismäßigkeit geht und nicht um die einseitige Verfolgung wirtschaftlicher Ziele um den Preis sozialer Spannungen und vor allem mit dem teilweise unwiederbringlichen Verlust der natürlichen Ressourcen. Dass die Verfolgung dieser drei Ziele zu zahlreichen Konflikten führt, ist naheliegend, allerdings ist deren Lösung das wichtigste Ziel für den Bestand der Menschheit. Im Rahmen dieses Nachhaltigkeitsprojekts soll auch eine »nachhaltige Ernährung« realisiert werden.

Wie immer man zu dieser Zielsetzung steht, so hat doch der Ernährungsstil, den man wählt, auch in diesen ökologischen Bereichen Konsequenzen, zumindest auf der Ebene der gesamten Bevölkerung.

Gefahr und Folge unserer Ernährungsweise

Der Klimawandel ist vor allem durch die globale Erwärmung der Atmosphäre, verbunden mit extremem Wetterverhalten und veränderten jahreszeitlichen Temperaturen gekennzeichnet. So haben wir alle in Europa in den letzten Sommern lange Hitzeperioden und Trockenheit beobachtet, unterbrochen von kurzen, aber höchst intensiven Perioden von Starkregen. Die Folgen: schwere Überschwemmungen, die für die Landwirtschaft in Deutschland und Österreich zu großen Ernteeinbußen in der Höhe von bis zu 30 Prozent und zu entsprechenden Preiserhöhungen der

Lebensmittel führen dürfte – so nicht erhebliche Kompensationszahlungen der jeweiligen Regierungen für die Landwirtschaft einen Ausgleich schaffen.

Die Ursache der Erderwärmung beruht auf dem hohen und zunehmenden Anteil der Treibhausgase wie insbesondere CO_2, Methan, Stickoxide, aber auch auf Wasserdampf und die verminderte Wärmerückstrahlung der Erdoberfläche. Die Erwärmung der Atmosphäre führt auch zur Erwärmung der Meere, die ihrerseits durch die globalen Meeresströmungen eine Eigendynamik aufweist und die Klimaerwärmung weiter verstärkt. Das komplizierte Zusammenspiel und die Rückkopplungen einzelner klimarelevanter Faktoren wird zwar noch nicht voll verstanden, aber die Zeitreihen verschiedener Messwerte, die teilweise über Jahrhunderte hinweg erhoben wurden, weisen deutlich auf eine globale Erwärmung hin. Die Erderwärmung, die 2010 im Vergleich zu 1951 beobachtet wurde, soll nach Ansicht der Internationalen Panels für den Klimawandel überwiegend, also deutlich mehr als zu 50 Prozent, durch den Menschen verursacht sein.

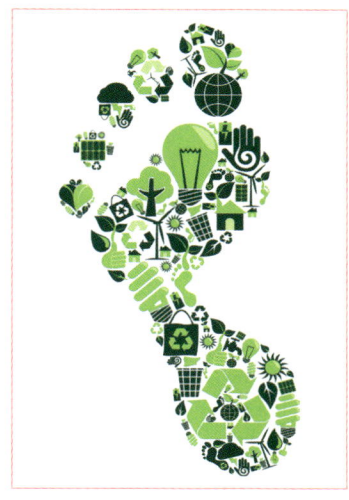

Der sogenannte »ökologische Fußabdruck«

Das Maß, das für die Kontrolle der Klimabelastung verwendet wird, ist der Ausstoß an Treibhausgasen, der in sogenannten »Kohlendioxid-Äquivalenten« ausgedrückt wird, deren Bestimmung uns hier nicht weiter interessiert. Aus dieser Sicht beträgt der jährliche Treibhausgasausstoß weltweit ca. 40 Milliarden Tonnen CO_2-Äquivalente, wobei für das Jahr 2016 für Deutschland 909 Millionen Tonnen kalkuliert werden. Nach Statistiken der Europäischen Union stammen in Europa davon unter anderem ca. 30 Prozent aus der Energieproduktion, 20 Prozent aus dem Verkehr, 19 Prozent aus Industrie und verarbeitendem Gewerbe und ca. zehn Prozent aus der Landwirtschaft, die ja neben anderen Bereichen wie Transport, Verarbeitung, Verpackung etc. wenigstens teilweise für die Produktion unserer Ernährung sorgt. Auf eine Person bezogen ergibt der Gesamtausstoß in Deutschland einen Durchschnittswert von etwa elf Tonnen jährlich.

In diesem Zusammenhang ist es interessant, die Folgen unserer Ernährungsweisen auf das Ökosystem zu betrachten. Dabei ist aber zu beachten, dass diese Zahlen für die Kommunikation mit Nichtexperten von den Klimaforschern vereinfacht werden müssen. Außerdem sind sie zwar durch Messungen begründet, und durch Berechnung mithilfe bekannter Naturgesetze auch vernünftig, aber es sind letztlich doch nur Schätzungen mit einer gewissen Trefferrate. Trotzdem eignen sie sich für Vergleiche von Größenordnungen, um das Wichtige vom weniger Wichtigen zu unterscheiden. Das ist nicht nur bei den oben genannten, sondern auch bei den folgenden Zahlen zu beachten.

Ökologische Folgen der westlichen Ernährungsweise

Unsere tägliche Ernährung hat nicht nur erhebliche Auswirkungen auf das Klima, sondern auf unsere gesamte natürliche Umwelt, die wir dabei direkt und indirekt verbrauchen oder belasten. Dabei muss die gesamte Ernährungskette betrachtet werden, und zwar von der Produktion in der Landwirtschaft, zur Verarbeitung, über den Transport, bis zum Handel, dem Konsum und schließlich zur Abfallwirtschaft. Die Ernährungsökologie untersucht diese Kette nach genannten Gesichtspunkten der Nachhaltigkeit auf den Ebenen Ökonomie, Ökologie und Soziales.

Bei einer derartigen Analyse zeigen sich nicht nur große Ineffizienzen der Nahrungsmittelnutzung wie die Nichtnutzung von ca. 30 Prozent der Nahrungsmittel, die ungenützt entsorgt werden, sondern auch große ökologische Problemfelder wie die Bodenübernutzung, irreversible Rodungen von Urwäldern mit dem Verlust der Artenvielfalt, Erosion landwirtschaftlicher Böden, Vernichtung der Existenz von traditionellen Kleinbauern durch industrialisierte Großfarmen, in Entwicklungsregionen eingesetzte Pestizide, die in den meisten europäischen Ländern verboten sind, und die Anwendung von Düngemitteln mit Belastung des Grundwassers. Des Weiteren zählen hier auch auch Entsorgungsprobleme von Plastikmüll durch Verpackungen der Lebensmittel dazu, die sich unter anderem in den Weltmeeren wiederfinden, der Einsatz von Antibiotika in der Massentierhaltung mit der Entwicklung von Resistenzen für den Menschen, unökologische Transportwege usw. Bei der industriellen Verarbeitung landwirtschaftlicher Produkte kommen außerdem verschiedenste Verfahren zur Verstärkung der Belohnungserfahrung beim Essen zur Anwendung wie Geschmacksverstärker oder immer häufiger auch der Zusatz von Zucker. Schließlich erzeugen staatliche Subventionen verschiedener Lebensmittel beispielsweise für die industrielle Massentierhaltung in der EU auch Schieflagen auf dem Markt, meist zuungunsten der Ökonomie der Kleinbauern, aber auch zum Schaden der Ökobilanz.

Beispiel Fleischkonsum

Um diese Folgen unserer Ernährungsweise ansatzweise zu verdeutlichen, wollen wir auf die ökologischen Folgen des hohen Fleischkonsums in den Industrienationen eingehen, der bereits aus ernährungsmedizinischer Sicht mit ca. 60 Kilogramm pro Person und Jahr – in Österreich bis 65 Kilogramm – deutlich höher liegt als

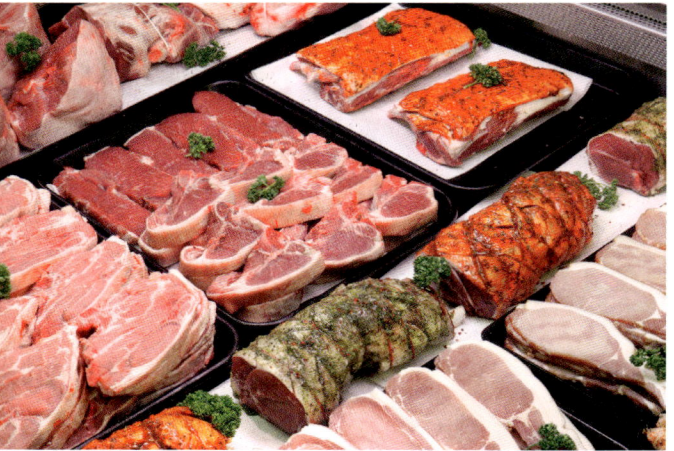

CO_2-Äquivalente in g/kg Produkt nach Anbauweise

Nahrungsmittel	konventionell	ökologisch
Geflügel	3.491	3.033
Geflügel TK	4.519	4.061
Rind	13.303	11.371
Rind TK	14.331	12.398
Schwein	3.247	3.038
Schwein TK	4.275	4.064
Gemüse, frisch	150	127
Gemüse, Konserve	509	477
Gemüse TK	412	375
Kartoffeln, frisch	197	136
Kartoffeln, trocken	3.768	3.346
Pommes Frites TK	5.714	5.555
Tomaten, frisch	327	226
Brötchen, Weißbrot	655	547
Brot, Misch	763	648
Feinbackwaren	931	831
Teigwaren	914	766
Butter	23.781	22.085
Joghurt	1.228	1.156
Käse	8.502	7.943
Milch	938	881
Quark, Frischkäse	1.925	1.801
Sahne	7.622	7.098
Eier	1.928	1.539

Tiefgekühlte Lebensmittel erhöhen die CO_2-Äquivalente um das Dreifache der frischen Lebensmittel. Auch ist pflanzliche Kost – wie immer man dazu auch stehen mag – nachhaltiger als tierische Lebensmittel: Die fleischlastige Ernährung führt zu etwas 6,7 Tonnen CO_2, die vegetarische Ernährung zu 1,22 Tonnen CO_2-Emissionen pro Jahr.

Ressourcenverbrauch und Klimabelastung für je ein Kilogramm der genannten Lebensmittel

	Fläche	Wasser	CO_2-Äquiv.
Getreide	2 m²	1000 l	**760 g**
Kartoffeln	2 m²	250 l	**200 g**
Tomaten	0,2 m²	100 l	**50 g**
Gemüse	1 m²	200 l	**150 g**
Obst	3 m²	700 l	**100–500 g**
Milch	–	600 l	**140 g**
Käse	–	–	**8.500 g**
Fleisch	30 m²	15.000 l	**13.000 g**

gesundheitlich vertretbar. Nach Empfehlungen der nationalen Ernährungsgesellschaften sollte nämlich der Fleischkonsum bei nur ca. 20 bis 30 Kilogramm liegen. Damit wollen wir Ihnen kein schlechtes Gewissen machen, sondern lediglich Informationen zur Ökologie dieser Ernährungsweise geben.

Wenn wir also davon ausgehen, dass jede Bürgerin und jeder Bürger in Deutschland durchschnittlich 60 Kilogramm Fleisch konsumiert, dann lassen sich einige ökologisch bedeutsame Maße mit anderen Nahrungsmitteln vergleichen. So beträgt der Ressourcenverbrauch für ein Kilo Rindfleisch ca. zehn Quadratmeter Landfläche und 10.000 Liter Wasser. Im Hinblick auf die Treibhausgasproblematik ergibt das den Ausstoß von etwa 13.000 Gramm CO_2-Äquivalenten. Für ein Kilo Gemüse werden hingegen nur 150 Gramm CO_2-Äquivalente ausgestoßen, für ein Kilo Getreide ca. 760 Gramm CO_2-Äquivalente.

Bei diesen Berechnungen stecken aber eine Vielzahl von Annahmen und vor allem Vereinfachungen dahinter. So erscheint es schwer, mit Durchschnittswerten darzustellen, dass für ein Kilogramm Äpfel aus Argentinien im November ca. 500 Gramm CO_2-Äquivalente anzunehmen sind, während zur selben Jahreszeit für regionale Äpfel etwa 100 Gramm kalkuliert werden. Auch regionale Tomaten in beheizten Gewächshäusern verursachen eine hohe CO_2-Belastung von bis zu 9000 Gramm CO_2-Äquivalente pro Kilogramm, während saisonal-regionaler Anbau nur etwa 50 Gramm CO_2-Äquivalente erzeugt. Die Tabelle bietet daher nur Größenordnungen zur groben Orientierung, für genauere Beurteilungen sind Fachpublikationen heranzuziehen. Allerdings können anhand von Äpfeln oder Tomaten als einfache Lebensmittel auch die Konsequenzen einer nachhaltig gestalteten Ernährung dargestellt werden. Durch ökologischen Landbau können diese Werte teilweise deutlich gesenkt werden. Dennoch bieten sie Orientierungen für die Neugestaltung der Ernährung, wie wir am Ende dieses Beitrags nochmals zusammenfassen werden.

Tomatenanbau und CO_2-Emissionen – Beispiel für ein Kilogramm

Feldanbau	0,034 kg
Glashaus	2,3 kg
Glashaus beheizt	9,3 kg
Importiert (Beispiel Kanarische Inseln)	7,2 kg

Konsequenzen

Aus ernährungsmedizinischer Sicht ist die Reduktion des Fleischkonsums – beispielsweise auf die Hälfte – schon ein großer Zugewinn an Lebenserwartung und Lebensqualität. Dies hat auch sehr positive Konsequenzen auf das Klima und andere systemhaft verknüpfte ökologische Problembereiche. Somit ist eine Ernährungsumstellung auch ein Beitrag zur Erfüllung der Nachhaltigkeitsziele, die weltweit von einer Vielzahl von Staaten unterzeichnet wurde.

Man schätzt, dass durch eine Ernährungsweise nach den neuen Zielen einer genussvollen, gesunden und nachhaltigen Ernährung in Deutschland vier Millionen Hektar an Acker- und Grünland für andere Nutzungen freiwerden könnten und dass die Umwelt mit etwa 67 Millionen Tonnen CO_2-Äquivalenten an Treibhausgasen entlastet wäre.

Als ein erfreuliches Beispiel darf bei diesen Ausführungen Österreich angeführt werden. Wenngleich in der breiten Bevölkerung vieles davon noch nicht gut bekannt ist, so liegt die biologische Landwirtschaft derzeit mit knapp 20 Prozent an der Spitze in der EU. Der Anteil der Menschen, der heute bewusster Lebensmittel auswählt oder sich für die Produktionswege interessiert, hat stark zugenommen, was sich erfreulicherweise auch in den angebotenen Produkten niederzuschlagen beginnt.

Die klimatischen Veränderungen und damit die Lage der europäischen Staaten in gewandelten Klimazonen sollten allerdings auch zu regional neueren Formen der Landwirtschaft führen. Denn nicht alle Nutzpflanzen können unter diesen neuen Bedingungen noch effizient angebaut werden, insbesondere wenn man einen ökologischen Landbau im Auge hat. Daher ist davon auszugehen, dass weitere neue Formen der gesunden und nachhaltigen Ernährung zu entwickeln sein werden.

! Grundsätze einer genussvollen, gesunden und nachhaltigen Ernährung

- Bevorzugung pflanzlicher Lebensmittel (überwiegend lakto-vegetabile Kost)
- Ökologisch erzeugte Lebensmittel
- Regionale und saisonale Erzeugnisse
- Bevorzugung gering verarbeiteter Lebensmittel
- Fair gehandelte Lebensmittel
- Ressourcenschonendes Haushalten
- Genussvolle und bekömmliche Speisen

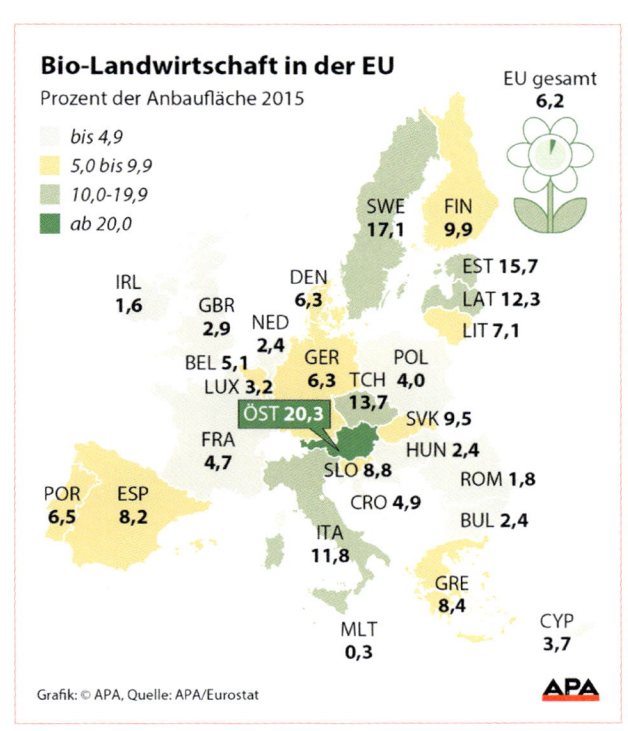

Bio-Landwirtschaft in der EU
Prozent der Anbaufläche 2015

- bis 4,9
- 5,0 bis 9,9
- 10,0–19,9
- ab 20,0

EU gesamt 6,2
SWE 17,1 | FIN 9,9
EST 15,7
IRL 1,6 | DEN 6,3
LAT 12,3
GBR 2,9 | NED 2,4
LIT 7,1
BEL 5,1 | GER 6,3 | POL 4,0
LUX 3,2 | TCH 13,7
ÖST 20,3 | SVK 9,5
FRA 4,7 | HUN 2,4
SLO 8,8 | ROM 1,8
POR 6,5 | ESP 8,2 | CRO 4,9 | BUL 2,4
ITA 11,8
GRE 8,4
MLT 0,3 | CYP 3,7

Grafik: © APA, Quelle: APA/Eurostat

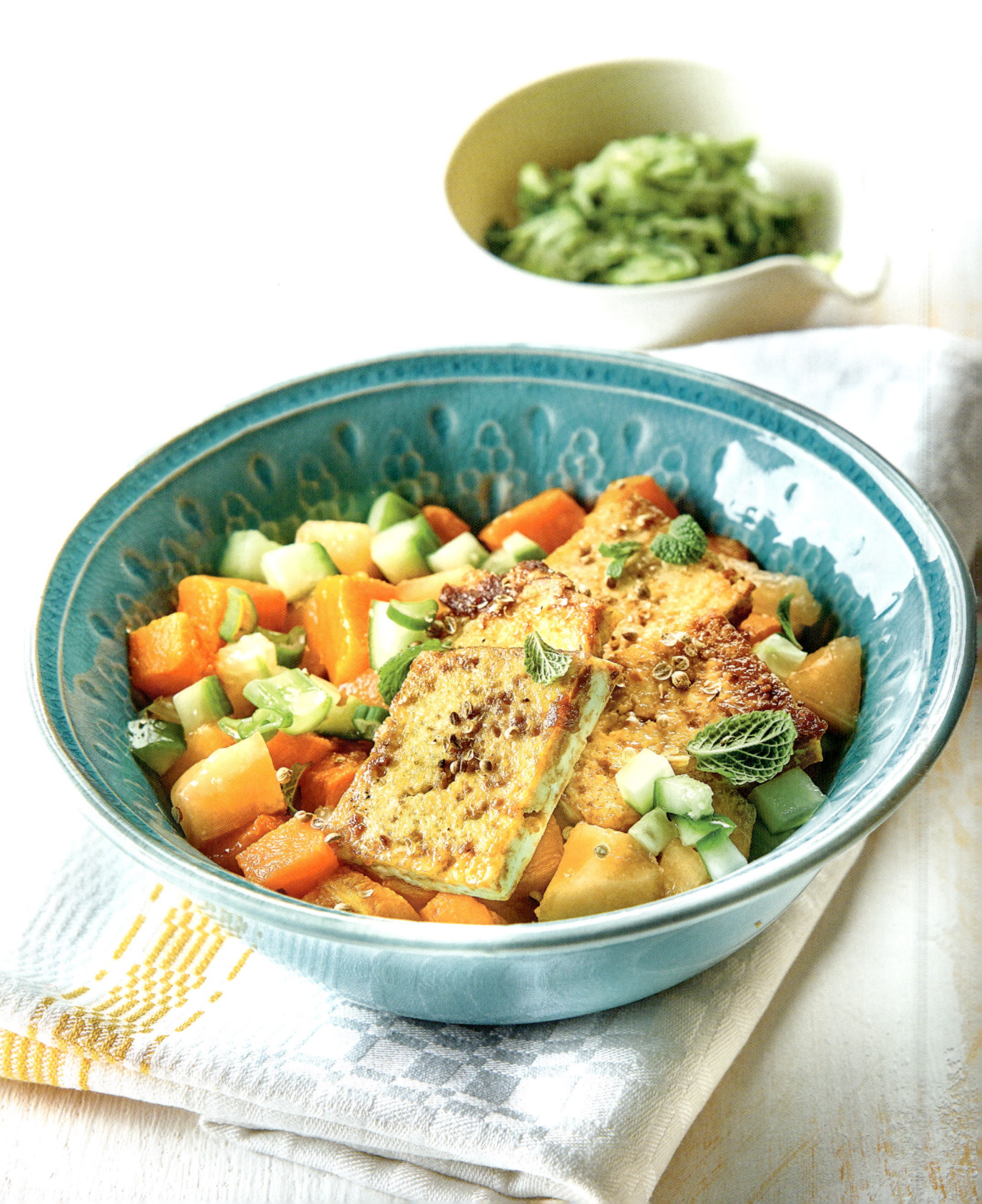

Die Freude am Selberkochen

Der Genuss beginnt lang vor dem Essen. Sie erinnern sich? Denken Sie nur an die Vielfalt der Farben, Gerüche und Geschmäcker – der Umgang mit Lebensmitteln kann so viel Freude bereiten! Im folgenden Kapitel geben wir Ihnen Anregungen für Rezepte, die im Alltag rasch und unkompliziert zuzubereiten sind. Vieles kann vorgekocht und mitgenommen werden.

Tauchen Sie ein in unseren Rezeptbaukasten. Sie finden darin Grundrezepte zu vielen klassischen Gerichten, die Sie anschließend selbst zusammenstellen und variieren können. Jedes Ihrer Gerichte wird dadurch Ihr persönliches Kunstwerk, Ihrer Kreativität sind keine Grenzen gesetzt. Jeder Baukasten besteht aus drei bis fünf Kategorien mit Mengenangaben. Damit haben Sie die Möglichkeit, entweder **ein** Lebensmittel auszuwählen oder **mehrere** Lebensmittel aus einer Kategorie zu kombinieren, wobei Sie die gesamte Menge aber nicht überschreiten sollten. Als Starthilfe finden Sie in jeder Kategorie auch ganz konkrete Vorschläge – zubereitet mit Lebensmitteln, die in jedem Supermarkt erhältlich sind.
Wir legen Wert auf saisonale, regionale Zutaten, auf heimische Superfoods sozusagen. Da ein hoher Anteil an pflanzlichen Nahrungsmitteln wichtig für eine ausgewogene Ernährung ist, hält sich der Prozentsatz an Fleisch-, Fisch- und Wurstrezepten in Grenzen – was aber nicht bedeutet, dass diese Speisen gänzlich verboten sind.
Die Rezepte sollen Ihnen Alternativen aufzeigen, die Ihren bisherigen Speiseplan nicht ersetzen, sondern vielmehr ergänzen können.

Frühstücksideen

Klassisches Frühstück / kaltes Mittag- oder Abendessen

Kohlenhydratreiche Lebensmittel

2 Scheiben (Vollkorn-)Brot
 oder
1–2 Stück (Vollkorn-)Gebäck
 oder
1 helles Gebäck
 oder
2 kleine oder 1 großer (Vollkorn-)Wrap

Eiweißreiche Lebensmittel

50 g Räucherfisch (Alpenlachs, Forelle, Saibling …) oder (Räucher-)Tofu oder magerer Schinken oder Käse
 oder
1–2 Eier
 oder
2–3 EL Aufstrich

Gemüse

1–2 Handvoll Gemüse (**Radieschen, Tomaten, Gurken, Karotten, Paprika, Pilze** (Champignons auch roh möglich, andere kurz dünsten), **Sprossen, Spinat, Broccoli, Rotkohl** …)

Fettquellen

1 EL hochwertiges Pflanzenöl
 oder
1 TL Butter oder Margarine

Omelett mit Käse und Gemüse

- Das Ei fest versprudeln, Milch oder Pflanzencreme darunterrühren und mit etwas Salz würzen.
- Wenig Rapsöl in eine beschichtete Pfanne geben, die Eiermilch einfließen lassen.
- Dann Paprika, Tomaten, Champignons sowie den Käse auf der stockenden Eiermilch verteilen. Wenn das Omelett vollständig gestockt ist, zusammenklappen und auf einen Teller gleiten lassen. Vor dem Servieren mit Petersilie bestreuen.

Mit einem Vollkornbrötchen ergibt das Omelett eine perfekte Mahlzeit.

1 großes Ei
125 ml fettarme Milch oder eine andere fettarme Alternative (z. B. Pflanzencreme)
Salz
1 EL Rapsöl
¼ Paprikaschote, gehackt
1–2 Tomaten, klein geschnitten
3–4 Champignons, klein geschnitten
1 Scheibe Käse nach Belieben, Würfel
etwas Petersilie, gehackt

1 PORTION

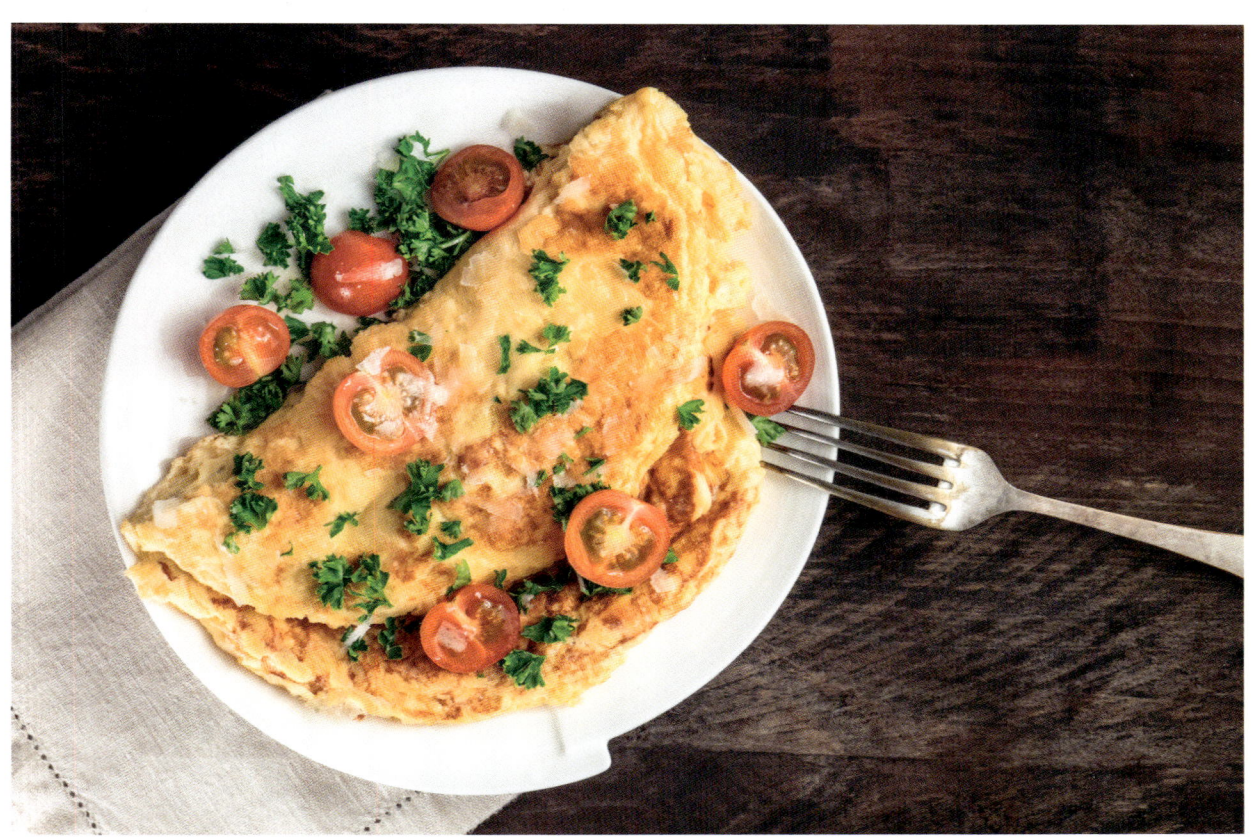

Frühstücksideen

Müsli/Getreidebrei

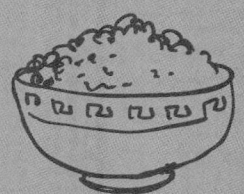

Kohlenhydratreiche Lebensmittel

30–50g roh gewogene Getreideflocken (Hafer-, Dinkel-, Roggen-, Gersten-, Hirse-, Reisflocken ...) oder **(Vollkorn-)Grieß (Weizen-, Dinkel-, Maisgrieß ...)** oder **Dinkelreis** oder **Hirse** oder **(Vollkorn-)Reis** oder **Buchweizen**

+

Eiweißreiche Lebensmittel

250g Milch (Kuh, Schaf, Ziege ...) oder **Naturjoghurt (Kuh, Schaf, Ziege ...)** oder **Sauermilch** oder **Buttermilch** oder **Kefir** oder **Sojadrink (natur, mit Kalzium)** oder **Sojajoghurt (natur, mit Kalzium)**

+

Obst

1 Handvoll frisches Obst (Apfel oder **Birne** oder **Beeren** oder **Zitrusfrüchte** oder **Banane** oder **Kiwi** oder ...)

+

Fettquellen

2 EL Nüsse/Samen (Walnüsse oder **Mandeln** oder **Cashewkerne** oder **Leinsamen** oder **Sesam** oder ...)

Sie können die angeführten Speisen natürlich auch zu jeder anderen Hauptmahlzeit essen. Es spricht nichts gegen einen Porridge mittags im Büro oder einem kalten Abendessen im Sommer!

Kokosgranola

- Backofen auf 160 °C Umluft vorheizen.
- Kokosmus im Wasserbad oder in der Mikrowelle zum Schmelzen bringen.
- Mit den restlichen Zutaten vermischen.
- Ein Backblech mit Backpapier auslegen. Kokosmischung flach darauf verteilen und ca. 20 Minuten backen. Dabei nach 10 Minuten durchrühren.

Für eine Portion Müsli 250 g Naturjoghurt und eine Handvoll Obst mit 50 g Kokosgranola vermischen und genießen.

Der Granola hält in einem gut verschlossenen Glas 2–3 Wochen.

70 g Kokosmus (100 %)
60 g feine Haferflocken
60 g grobe Haferflocken
30 g Nüsse oder Samen oder Studentenfutter
ca. 2 EL Milch oder ungesüßter Pflanzendrink

5 PORTIONEN

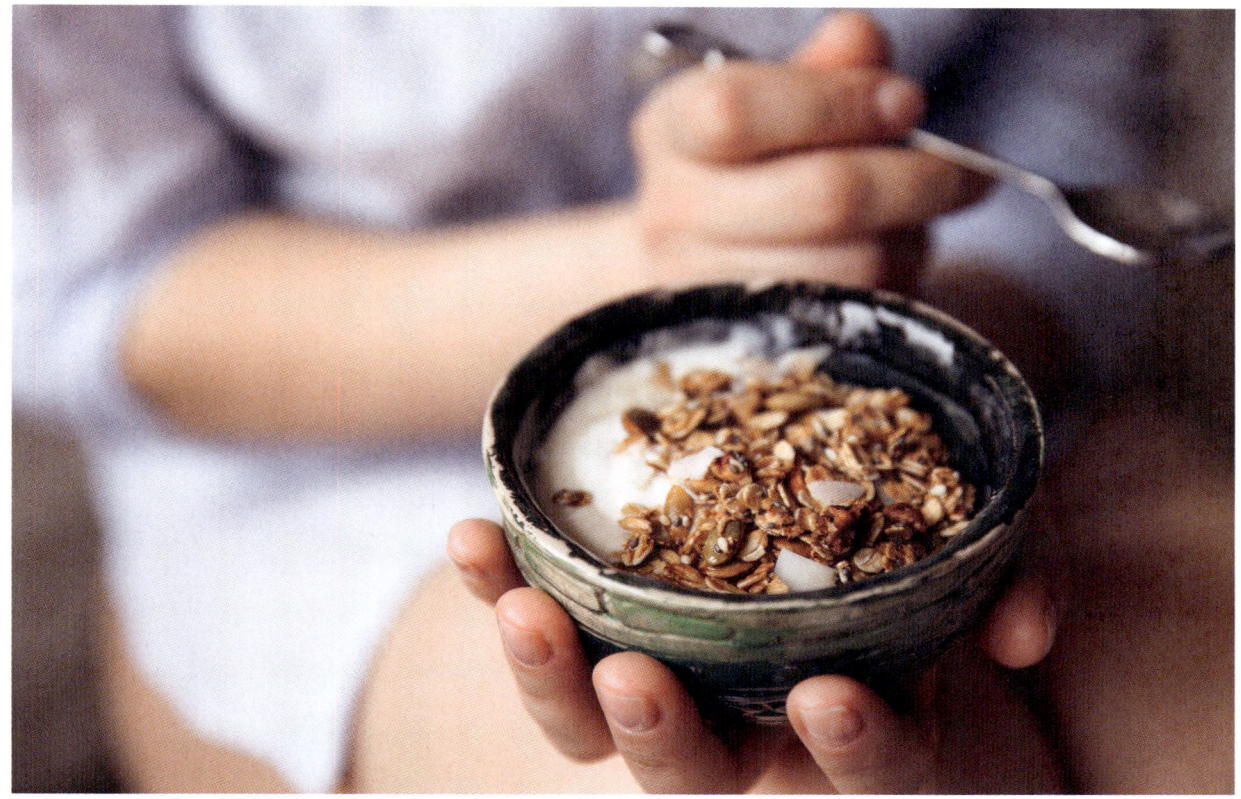

Aufstriche

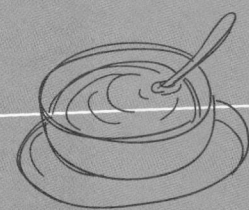

Kohlenhydratreiche Lebensmittel

2 Scheiben (Vollkorn-)Brot
  oder
1–2 Stück (Vollkorn-)Gebäck
  oder
1 helles Gebäck

+

Eiweißreiche Lebensmittel

50 g **Frischkäse** oder **Quark** oder **Gervais** oder (**Räucher-)Tofu** oder **Hülsenfrüchte**, Konserven (Linsen, Bohnen, Erbsen, Kichererbsen, Sojabohnen)

und nach Geschmack (oder mehr der oben genannten Zutaten):
30 g **gekochtes Ei** oder **Räucherfisch** (Alpenlachs, Forelle, Saibling …)

+

Gemüse/Salat/Obst

1–2 Handvoll Gemüse
(Radieschen, Tomaten (auch getrocknet), Gurken, Zucchini, Karotten, Paprika, Fenchel, Pilze, Rote Beten, Sprossen, Rotkohl …)

und
Kräuter, Gewürze, Senf, Meerrettich, Essiggurken, Kapern …

+

Fettquellen

1 EL Nüsse/Samen
(Walnüsse, Mandeln, Cashewkerne, Leinsamen, Sonnenblumenkerne, Sesam …)
  oder
2 EL Ölfrüchte (Oliven oder Avocado)

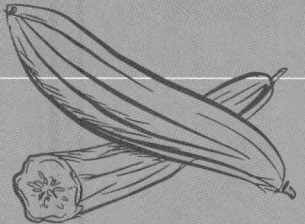

Räucherpastete

6 PORTIONEN

250 g fester Räuchertofu
4 Stück getrocknete Tomaten in Öl
2 EL dunkler Balsamicoessig
getrockneter Bärlauch nach Geschmack

Tofu und Tomaten grob schneiden und in einem Blender oder mit dem Pürierstab fein pürieren. Balsamicoessig, Bärlauch und Wasser nach Geschmack dazugeben, bis die Pastete die gewünschte Konsistenz hat.

Für mehr Räucheraroma kann extra stark geräucherter Tofu oder geräuchertes Paprikapulver verwendet werden.
Der Aufstrich hält im Kühlschrank einige Tage.

Karottenaufstrich

1 PORTION

50 g Karotten
¼ Bund Schnittlauch
¼ Bund Petersilie
50 g Magerquark (Magertopfen)
1 EL saure Sahne (Sauerrahm)
1 TL Leinöl
Thymian nach Geschmack
Salz
1 EL Sonnenblumenkerne

Karotten waschen, schälen und fein raspeln, Schnittlauch und Petersilie fein hacken. Karotten mit Quark, saurer Sahne und Öl verrühren, Thymian nach Geschmack untermischen, mit Salz abschmecken.
   Mit Sonnenblumenkernen bestreut anrichten.

Quarkaufstrich auf Liptauer Art

1 PORTION

80 g Magerquark (Magertopfen)
15 g Buttermilch oder Mineralwasser
20 g Essiggurken
1 TL Tomatenmark
30 g Paprika, kleine Würfel
20 g Zwiebel, fein gehackt
Salz, Pfeffer
Knoblauch, gepresst, nach Geschmack
etwas Paprikapulver, Senf und Kümmel zum Abschmecken

Quark mit Buttermilch oder Mineralwasser cremig rühren. Alle Zutaten vermischen und mit den Gewürzen abschmecken.

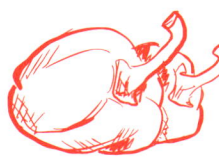

Klassischer Hummus

6 PORTIONEN

1 Dose Kichererbsen
   (240 g Abtropfgewicht)
2 EL Olivenöl
1–2 Knoblauchzehen
2 EL Sesamkörner oder 1 EL Tahin (Sesampaste)
Salz
1 Prise Chiliflocken
Kreuzkümmel nach Geschmack
Zitronen- oder Limettensaft

Alle Zutaten in einem Blender oder mit dem Pürierstab fein mixen.

Suppen

Kohlenhydratreiche Lebensmittel

1 EL Vollkornmehl
   oder
1 Kartoffel
   oder
1 EL Getreideflocken (Hafer-, Dinkel-, Roggen-, Gersten-, Hirse-, Reisflocken …)
   oder
1 EL Grieß (Weizen-, Dinkel-, Maisgrieß …)
   oder
1 EL Stärkemehl

Eiweißreiche Lebensmittel

125 ml Milch (Kuh, Schaf, Ziege …) oder Sojadrink natur (mit Kalzium)

und

30–50 g Hülsenfrüchte, Konserven (Linsen, Bohnen, Erbsen, Kichererbsen, Sojabohnen)

Gemüse/Salat/Obst

250–400 g Gemüse
(Karotten, Gelbe Rüben, Sellerie, Pastinaken, Rote Beten, Zucchini, Kürbis, Paprika, Pilze, Spinat, Broccoli, Blumenkohl, Rotkohl, Zwiebel sowie Kräuter und Gewürze)

50 g Obst nach Geschmack

Fettquellen

1 EL hochwertiges Pflanzenöl
   oder
50 g Kokosmilch oder Soja Cuisine oder Pflanzencreme
   oder saure Sahne
   oder
1 EL Nüsse/Samen
(Walnüsse, Mandeln, Cashewkerne, Leinsamen, Sesam, Esskastanien, Nussmus …)

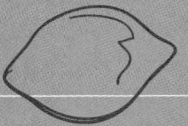

Wenn Sie eine Suppe als Vorspeise essen, muss diese nicht Lebensmittel aus allen Kategorien enthalten. Sie kann ohne Eiweiß oder Kohlenhydrate sein. Auch die Gemüseportion kann kleiner ausfallen. Gleichen Sie die fehlenden Komponenten im Hauptgang einfach aus!

Wenn Sie eine Suppe als Hauptspeise (siehe Grundrezept) genießen, dann achten Sie aber bitte auf eine ausgewogene Zusammensetzung: Bauen Sie Milch oder ungesüßten Sojadrink bzw. Hülsenfrüchte ein, essen Sie ein Stück Vollkornbrot dazu …

Kalte Gurkensuppe mit Dill

- Kartoffel in kleine Stücke schneiden. Gemüsebrühe mit den Kartoffeln zum Kochen bringen, Kartoffeln darin bei geschlossenem Deckel weich kochen und dann abkühlen lassen.
- Gurken in kleine Stücke schneiden, Knoblauch und Dill fein hacken.
- Mit dem Mixstab aus Kartoffeln, Gemüsebrühe, Gurken, Knoblauch und Sauermilch eine cremige Suppe mixen.
- Mit Salz und Pfeffer abschmecken und Dill untermischen.

1 große Kartoffel
150 ml Gemüsebrühe
350 g Gurken
1 Knoblauchzehe
Dill nach Geschmack
4 EL Sauermilch
Salz, Pfeffer

1 PORTION
ALS HAUPTSPEISE

Gelbe Linsensuppe

- Die Zwiebel würfeln und im Olivenöl anbraten.
- Die Linsen heiß abwaschen und dazugeben. Mit der Gemüsebrühe aufgießen und bei geringer Flamme köcheln, bis die Linsen zerkocht sind. Für eine cremigere Konsistenz mit dem Pürierstab mixen.
- Vor dem Servieren mit den Kräutern bestreuen.

½ Zwiebel
1 EL Olivenöl
120 g gelbe Linsen
800 ml Gemüsebrühe
Petersilie und Koriandergrün, gehackt, nach Geschmack

4 PORTIONEN

Gazpacho

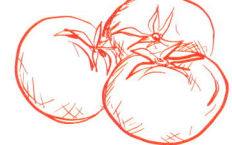

- Gurken schälen und entkernen. Paprika und Gurken in grobe Stücke schneiden und in einen Mixer geben.
- Schalotte und Knoblauch schälen und hacken, mit den Tomaten und Öl ebenfalls in den Mixer geben. Mit Salz, Pfeffer, Tabascosauce würzen. Alles im Mixer zerkleinern.
- Wenn die Suppe zu fest ist, mit etwas Wasser regulieren. Nochmals mit Salz, Pfeffer und Zitronensaft abschmecken und im Kühlschrank 2–3 Stunden kalt stellen.

250 g Gurken
je ½ rote, gelbe und grüne Paprikaschote
1 Schalotte
1 Knoblauchzehe
500 g sonnengereifte Tomaten oder gewürfelte Tomaten (aus Dose, Glas oder TetraPak)
1 TL Olivenöl
Salz, Pfeffer
ein Spritzer Tabascosauce
Saft von 1 Zitrone

4 PORTIONEN
ALS VORSPEISE

Salate als Hauptspeise

Kohlenhydratreiche Lebensmittel

80 g (roh gewogen) **Bulgur** oder **(Vollkorn-) Couscous**
oder **Dinkelreis** oder **Emmerweizen** oder **Zartweizen** oder **Hirse** oder **(Vollkorn-)Nudeln** oder **(Vollkorn-)Reis**
    oder
200 g **Kartoffeln** oder **Süßkartoffeln**
    oder
2 Scheiben **Vollkornbrot**
    oder
1(–2) **Vollkornbrötchen**

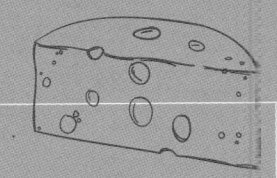

Eiweißreiche Lebensmittel

70–80 g **Feta** oder **Mozzarella** oder **Blauschimmelkäse** oder **Schnittkäse** oder **gekochtes Ei** oder **gebratenes mageres Fleisch** (Putenstreifen ...) oder **gebratener Fisch** oder **magerer Schinken** oder **Räucherfisch** (Alpenlachs, Forelle, Saibling ...)
    oder
ca. 100 g **(Räucher-)Tofu** oder **Seitan** oder **Lupinenfilet** oder **Hülsenfrüchte, Konserven** (Linsen, Bohnen, Erbsen, Kichererbsen, Sojabohnen ...)

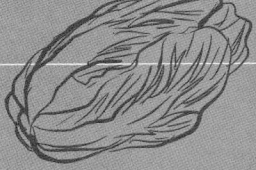

Gemüse/Salat/Obst

2 Handvoll **Gemüse**
(Radieschen, Tomaten – auch getrocknet –, Gurken, Karotten, Paprika, Fenchel, Sprossen, Spinat, Broccoli, Blattsalat, Rotkohl ...), **Pilze** (Champignons auch roh möglich, andere kurz dünsten)

und

½ Handvoll **Obst**
(Orangenfilets, Äpfel, Birnen ...)

Fettquellen

1 EL **hochwertiges Pflanzenöl**
    oder
50 g **Kokosmilch** oder **Soja Cuisine** oder **saure Sahne** oder **Pflanzencreme**
    oder
1 EL **Nüsse/Samen**
(Walnüsse, Mandeln, Cashewkerne, Leinsamen, Sesam, Oliven, Nussmus ...)
    oder
Avocado (ca. ½ Frucht)

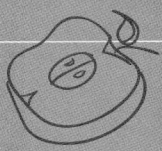

Spinat-Spargel-Salat mit Knusperkartoffeln, weichem Ei und Tomatendressing

1 PORTION

- Backofen auf 200 °C (180 °C Umluft) vorheizen. Backblech mit Backpapier belegen.
- Kartoffeln gut abbürsten und ungeschält in ½ cm dicke Scheiben schneiden, mit Kümmelpulver würzen. Kartoffelscheiben nebeneinander auf das Backblech legen, im Backofen ca. 25 Minuten backen.
- Für das Dressing Tomate, Apfelessig, Salz und Pfeffer vermischen und etwas ziehen lassen.
- Das Ei weich kochen.
- Öl in einer kleinen Pfanne erhitzen. Knoblauch und Spargel dazugeben, unter Rühren braten, mit Salz und Pfeffer würzen.
- Spinat, Spargel und Frühlingszwiebel vermischen, mit dem Dressing anrichten, mit Basilikum bestreuen. Das Ei vierteln und mit den Knusperkartoffeln auf dem Salat servieren.

200 g festkochende Kartoffeln
etwas Kümmelpulver
1 Ei
1 EL Olivenöl
1 kleine Knoblauchzehe, fein gehackt
200 g grüner Spargel (auch grüne Bohnen passen sehr gut)
Salz, Pfeffer
50 g junger Spinat
1 Frühlingszwiebel, feine Ringe
Basilikum, fein geschnitten, nach Geschmack

DRESSING:
1 Tomate, kleine Würfel
1 EL Apfelessig
Salz, Pfeffer

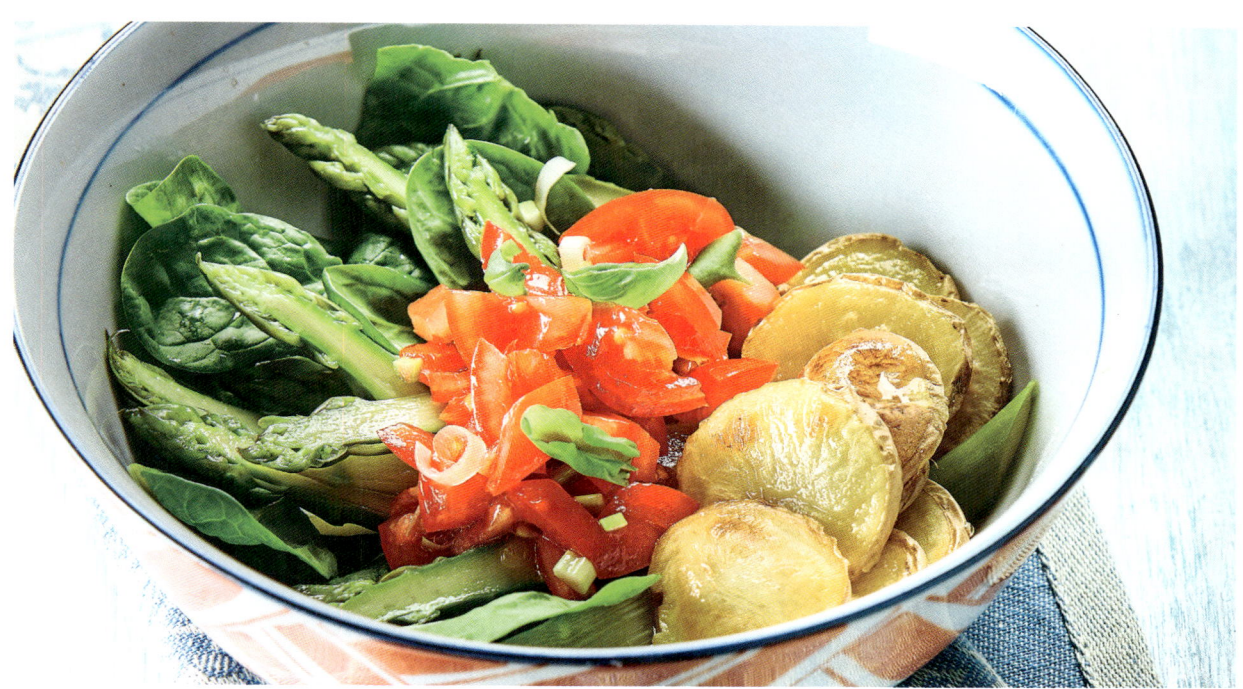

SALATE ALS HAUPTSPEISE

Ofenkürbis mit Melonen-Gurken-Salsa und würzigem Tofu

- Backofen auf 200 °C (180 °C Umluft) vorheizen. Backblech mit Backpapier belegen.
- Kürbis mit Öl vermischen, auf dem Backblech verteilen und im Backofen ca. 25 Minuten backen. Nach 10 Minuten einmal umdrehen.
- Misopaste, Sojasauce, Öl und Koriandersamen glatt rühren. Tofu mit der Marinade bestreichen, zum Kürbis auf das Backblech geben und die letzten 20 Minuten mitbraten.
- Für das Dressing Zuckermelone, Gurke, Frühlingszwiebel, Ingwer und Zitronensaft vermengen.
- Kürbis mit dem Dressing vermischen. Mit Salz, Pfeffer und Zitronensaft abschmecken, mit Minze bestreuen und mit dem Tofu belegen.

Mit 1–2 Scheiben Vollkornbrot genießen.

1 PORTION

250 g Hokkaidokürbis, kleine Würfel
1 TL Öl
1 TL Misopaste (Gersten- oder Reismiso)
1 EL Sojasauce
1 TL Öl
½ TL Koriandersamen, zerstoßen
70 g Tofu natur, dünne Scheiben
Salz, Pfeffer
etwas Zitronensaft zum Abschmecken
1 TL frische Minze, fein geschnitten

DRESSING:
70 g Zuckermelone, kleine Würfel
100 g Gurke, kleine Würfel
1 Frühlingszwiebel, feine Ringe
1 TL frischer Ingwer, fein gehackt
1 EL Zitronensaft

Couscoussalat mit Feta, Pinienkernen und Petersilie

- Couscous leicht salzen, mit etwa 120 ml kochendem Wasser übergießen und 5 Minuten ziehen lassen.
- Alle Zutaten vermischen, mit Zitronensaft, Salz und Pfeffer abschmecken.

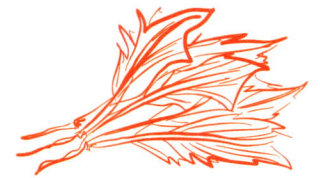

1 PORTION

80 g Vollkorncouscous
70 g Feta, kleine Würfel
100 g Gurke, kleine Würfel
50 g Frühlingszwiebel, feine Ringe
50 g getrocknete Tomaten, Würfel
1 EL Pinienkerne
Petersilie, fein gehackt, nach Geschmack
Zitronensaft zum Abschmecken
Salz, Pfeffer

Salate als Beilage

Gemüse

2 Handvoll Gemüse
(Radieschen, Tomaten – auch getrocknet
–, Gurken, Karotten, Paprika, Fenchel,
Sprossen, Spinat, Broccoli, Blattsalat,
Rotkohl ...)
Pilze (Champignons auch roh möglich,
andere kurz dünsten)

DRESSING

Pflanzenöle

1 EL hochwertiges Pflanzenöl

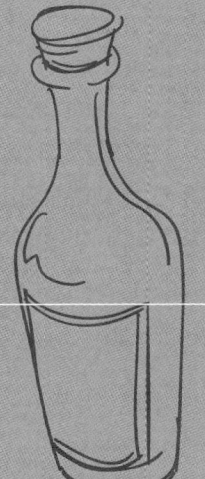

Gewürze/Kräuter/Bindemittel

Obstessig
Sojasauce
Zitronensaft/-zesten, Orangensaft/-zesten
kalte Gemüsebrühe
Zwiebel/Knoblauch/Kapern/Oliven
fein geriebenes/gewürfeltes Gemüse/Obst
(Gurken, Tomaten, Äpfel ...)
Kräuter und Gewürze
2 EL Naturjoghurt/Sojajoghurt
1 EL gekochte, gepresste Kartoffeln
Senf
¼ Avocado, püriert
1 TL Nussmus
1 TL Hefeflocken
max. ½ TL Honig/Zucker etc.
wenig Süßstoff

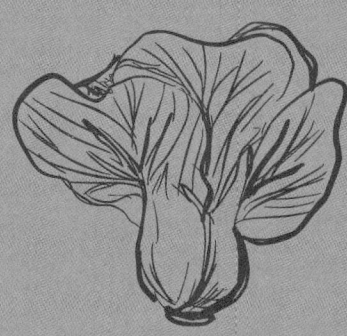

> Wenn Sie Salate als Beilage essen, beachten Sie bitte, dass Sie die fehlenden Komponenten für eine ausgewogene Mahlzeit mit der Hauptspeise ausgleichen!

Eintöpfe und Pfannengerichte

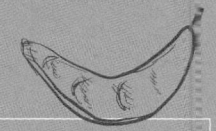
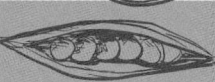

Kohlenhydratreiche Lebensmittel

80 g (roh gewogen) **Bulgur** oder **(Vollkorn-)Couscous** oder **Dinkelreis** oder **Emmerweizen** oder **Zartweizen** oder **Hirse** oder **(Vollkorn-)Nudeln** oder **(Vollkorn-)Reis**
  oder
150 g (gekocht gewogen) **Nockerl/Spätzle** oder **Knödel** oder **Gnocchi**
  oder
ca. 200–250 g **Kartoffeln**
  oder
2 Scheiben **(Vollkorn-)Brot**
  oder
1–2 Stück **(Vollkorn-)Gebäck**

Eiweißreiche Lebensmittel

im Ganzen oder gewürfelt
ca. 100 g **mageres Fleisch** oder **Fisch** oder **Räucherfisch** (Alpenlachs, Forelle …) oder **(Räucher-)Tofu** oder **Hülsenfrüchte, Konserven** (Linsen, Bohnen, Erbsen, Kichererbsen, Sojabohnen)
  oder
ca. 50 g **magerer Schinken** oder **Käse**
  oder
1–2 **Eier**

und für Eintöpfe bei Bedarf:
150 ml **Milch** (Kuh, Schaf, Ziege …) oder **Sojadrink natur** (mit Kalzium)

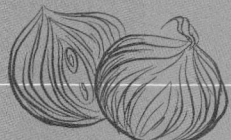

Gemüse/Salat/Obst

250 g **Gemüse**
(Karotten, Gelbe Rüben, Sellerie, Pastinaken, Rote Beten, Zucchini, Kürbis, Paprika, Spinat, Broccoli, Blumenkohl, Rotkohl, Zwiebeln …)
Pilze

und
Kräuter sowie **Gewürze**

und
50 g **Obst** nach Geschmack

Fettquellen

1 EL hochwertiges **Pflanzenöl**
  oder
50 g **Kokosmilch** oder **Soja Cuisine** oder **Pflanzencreme** oder **saure Sahne** oder **Frischkäse**
  oder
1 EL **Nüsse/Samen** (Walnüsse, Mandeln, Cashewkerne, Leinsamen, Sesam, Nussmus …)

4 PORTIONEN

Kichererbsenragout

- Die Zwiebel im Öl anbraten. Zucchini und Paprika in Würfel, Karotten in Scheiben schneiden und mitrösten.
- Kichererbsen und passierte Tomaten zugeben. Nach Geschmack mit Salz, Pfeffer, Kreuzkümmel und Chiliflocken würzen. Einige Minuten auf kleiner Flamme köcheln lassen.
- Vor dem Servieren mit Koriandergrün bestreuen.

Dazu passt Bulgur oder 1–2 Scheiben Vollkornbrot.

1 mittelgroße Zwiebel, Würfel
2 EL Rapsöl
400 g Zucchini
2 gelbe Paprikaschote
200 g Karotten
480 g Kichererbsen (aus der Dose), abgetropft
500 g passierte Tomaten (aus Dose, Glas oder TetraPak)
Salz, Pfeffer
Kreuzkümmel nach Geschmack
Chiliflocken nach Geschmack
etwas Koriandergrün, gehackt

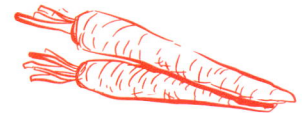

1 PORTION

Mediterrane Reispfanne

- Reis in der doppelten Menge Salzwasser 15 Minuten kochen.
- Öl in einer Pfanne erhitzen, Kürbis und Paprika dazugeben, 3 Minuten leicht anbraten, bei geschlossenem Deckel weitere 5 Minuten dünsten.
- Nun den gekochten Reis, die getrockneten Tomaten, Erbsen, Artischocken und Oliven hinzufügen. Mit Paprika- und Kurkumapulver sowie Cayennepfeffer abschmecken, kurz durchrühren. Mit Gemüsebrühe (oder Wasser) aufgießen und nochmals 3 Minuten bei kleiner Hitze köcheln lassen.
- Mit frischen Kräutern bestreuen und servieren.

80 g parboiled Reis
Salz
1 EL Rapsöl
50 g Hokkaidokürbis, Würfel
100 g Paprikaschoten, Streifen
50 g getrocknete Tomaten, Streifen
100 g Erbsen
50 g Artischocken, halbiert oder geviertelt
10 g schwarze Oliven, ohne Stein
½ TL edelsüßes Paprikapulver
½ TL Kurkumapulver
1 Msp. Cayennepfeffer
50 ml Gemüsebrühe
1 EL frische Kräuter (Petersilie, Oregano, Basilikum), gehackt

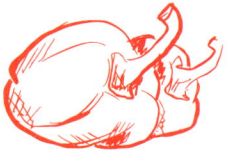

EINTÖPFE UND PFANNENGERICHTE

Hauptspeisen aus dem Backofen

Aufläufe

Kohlenhydratreiche Lebensmittel

80 g (roh gewogen) **Bulgur** oder **(Vollkorn-) Couscous** oder **Dinkelreis** oder **Grünkern** oder **Emmerweizen** oder **Zartweizen** oder **Hirse** oder **(Vollkorn-)Reis** oder **(Vollkorn-)Nudeln** oder **Getreideflocken**
    oder
ca. 200 g **Kartoffeln**

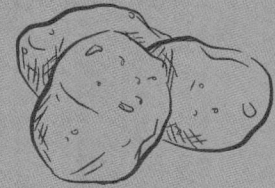

Gemüse/Salat/Obst

200 g **Gemüse**
(Karotten, Gelbe Rüben, Sellerie, Pastinaken, Rote Beten, Zucchini, Kürbis, Paprika, Spinat, Broccoli, Blumenkohl, Rotkohl, Lauch, getrocknete Tomaten …)
Pilze

und
Kräuter und Gewürze

Eiweißreiche Lebensmittel

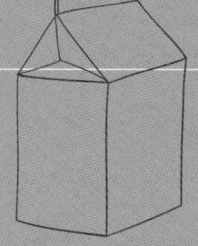

Basis: 1 **Ei**

und
100 ml **Milch** (Kuh, Schaf, Ziege …) oder **Sojadrink natur** (mit Kalzium)

und
70–80 g **Feta** oder **Mozzarella** oder **Blauschimmelkäse** oder **Schnittkäse** oder **gebratenes mageres Fleisch**, **Hackfleisch** oder **gebratener Fisch** oder **magerer Schinken** oder **Räucherfisch** (Alpenlachs, Forelle, Saibling …) oder **Sojagranulat**
    oder
ca. 100 g **(Räucher-)Tofu** oder **Seitan** oder **Lupinenfilet** oder **Hülsenfrüchte, Konserven** (Linsen, Bohnen, Erbsen, Kichererbsen, Sojabohnen)

Fettquellen

1 EL **hochwertiges Pflanzenöl**
    oder
1 EL **Nüsse/Samen**
(Walnüsse, Mandeln, Cashewkerne, Leinsamen, Sesam, Nussmus …)

Blattspinat-Kartoffel-Auflauf mit getrockneten Tomaten und Feta

1 PORTION

- Backofen auf 180 °C vorheizen. Ei mit Milch versprudeln, gut mit Salz, Pfeffer und Kräutern würzen.
- Frischen Spinat kurz in kochendem Wasser blanchieren, danach abseihen und auskühlen lassen. Tiefgekühlten Spinat auftauen lassen.
- Spinat einige Male durchschneiden und ausdrücken.
- Alle Zutaten schichtweise in eine leicht eingefettete Auflaufform schlichten: Mit den Kartoffeln beginnen, dann Blattspinat, wenig Salz, Knoblauch, getrocknete Tomaten und Feta (Sie können aber auch eine andere Reihenfolge wählen). Zum Schluss das Milch-Ei-Gemisch über den Auflauf gießen.
- Im Backofen ca. 20–30 Minuten backen.

1 Ei
100 ml Milch
Salz, Pfeffer
Petersilie, gehackt, nach Geschmack
Thymian nach Geschmack
100 g (Tiefkühl-)Blattspinat
½ TL Öl für die Auflaufform
200 g Kartoffeln, geschält, kurz vorgegart, Scheiben
1 Knoblauchzehe, fein gehackt
100 g getrocknete Tomaten, Streifen oder Würfel (dürfen auch in Öl eingelegt sein)
80 g Feta, in Würfeln

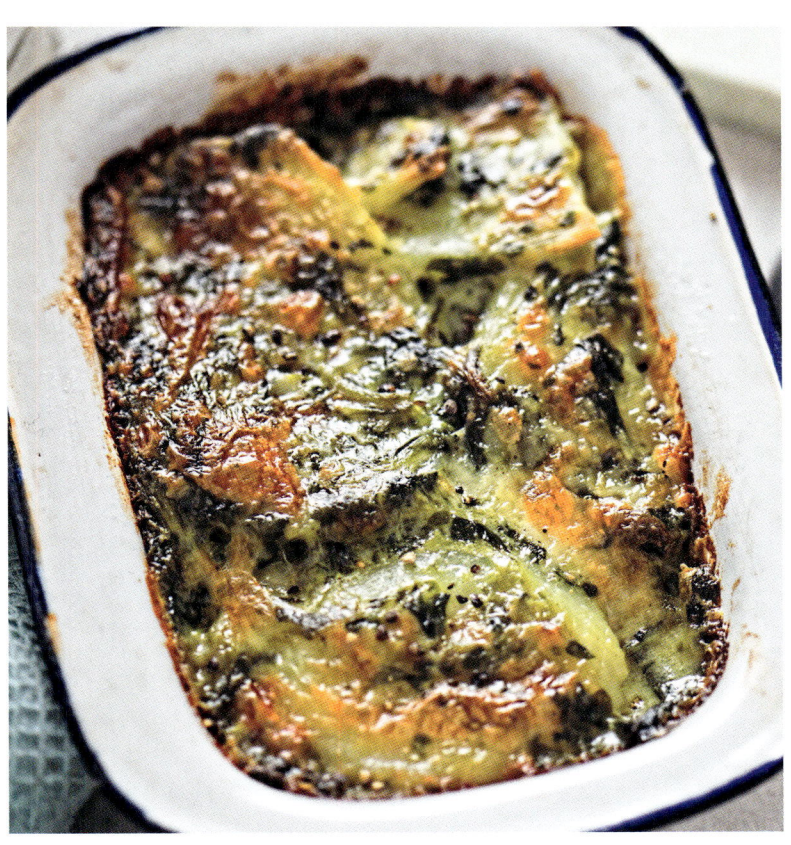

Hauptspeisen aus dem Backofen

Pikante Strudel

3–4 PORTIONEN

Kohlenhydratreiche Lebensmittel

Basis: 2 gezogene
(Vollkorn-)Strudelblätter

und bei Bedarf
300 g Kartoffeln

+

Eiweißreiche Lebensmittel

200–250 g Feta oder **Frischkäse/Quark** oder **Mozzarella** oder **Schnittkäse** oder **gebratenes mageres Fleisch (Putenstreifen, Hackfleisch …)** oder **magerer Schinken** oder **(Räucher-)Tofu** oder **Hülsenfrüchte, Konserven (Linsen, Bohnen, Erbsen, Kichererbsen, Sojabohnen)**

und bei Bedarf
2 Eier/Eigelb (für die Bindung)

und
3 EL Milch zum Bestreichen

+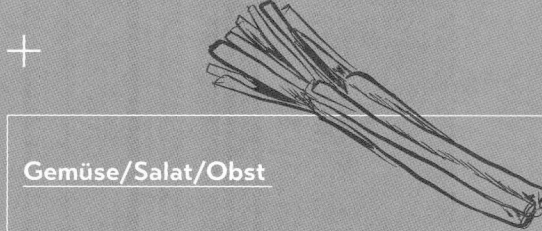

Gemüse/Salat/Obst

500 g Gemüse
(Karotten, Sellerie, Pastinaken, Rote Beten, Zucchini, Kürbis, Paprika, Spinat, Broccoli, Blumenkohl, Rotkohl, Lauch …)
Pilze

und
Kräuter und Gewürze

+

Fettquellen

3 EL hochwertiges Pflanzenöl
    oder
3 EL Nüsse/Samen
(Walnüsse, Mandeln, Cashewkerne, Leinsamen, Sesam, Nussmus …)

Champignonstrudel

- Backofen auf 160 °C Umluft vorheizen.
- Das Suppengrün (bis auf die Petersilie) putzen, klein schneiden und mit dem Tofu und den Champignons anbraten. Mit Salz, Pfeffer sowie Liebstöckel nach Geschmack würzen und auskühlen lassen.
- Den Strudelteig laut Packungsangabe vorbereiten und mit der Fülle belegen. Mit Wasser einpinseln und ca. 40 Minuten backen.
- Mit dem Schneebesen aus Joghurt, Öl, Salz, Senf und Schnittlauch nach Geschmack eine Sauce anrühren.
- Den Strudel auf Salatblättern mit dem Joghurtdip anrichten.

1 Pkg. Suppengrün
200 g Räuchertofu, mit der Gabel zerdrückt
400 g Champignons, blättrig geschnitten
Salz, Pfeffer
Liebstöckel, gehackt, nach Geschmack
1 Pkg. Vollkornstrudelteig
1 Stange Lauch
2 EL Olivenöl
500 g Naturjoghurt oder Sojajoghurt natur, ohne Zuckerzusatz
1 EL Olivenöl
1 TL Dijonsenf
Schnittlauch, fein geschnitten, nach Geschmack
einige Blätter Salat

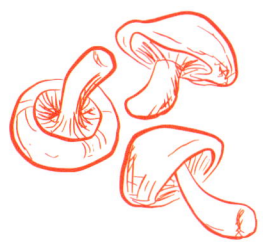

4 PORTIONEN

3 PORTIONEN

Broccolistrudel mit Schinken und Sesam

- Backofen auf 180 °C Umluft vorheizen.
- Broccoli mit Schinkenwürfeln vermischen, salzen und pfeffern.
- Strudelblätter übereinander auf ein Geschirrtuch legen und im unteren Drittel den Frischkäse aufstreichen. Broccoli-Schinken-Mischung darauf verteilen. An den Seiten einschlagen und einrollen.
- Strudel mit Milch bestreichen, mit Sesam bestreuen und im Backofen ca. 25–30 Minuten backen.

Als Beilage schmecken Petersilienkartoffeln (100 g pro Portion).

500 g Broccoliröschen, kurz vorgegart
150 g magerer Schinken, kleine Würfel
Salz, weißer Pfeffer
2 gezogene Vollkornstrudelblätter
100 g Frischkäse
3 EL Milch zum Bestreichen
3 EL Sesam

Hauptspeisen

Laibchen

Kohlenhydratreiche Lebensmittel

80 g (roh gewogen) **Bulgur** oder **(Vollkorn-)Couscous** oder **Dinkelreis** oder **Grünkern** oder **Emmerweizen** oder **Zartweizen** oder **Hirse** oder **(Vollkorn-)Reis** oder **Getreideflocken** oder **Vollkornpaniermehl**
    oder
ca. 200 g **Kartoffeln**
    oder
1–2 Stück **Vollkornbrot** oder **Vollkornbrötchen**

\+

Eiweißreiche Lebensmittel

Basis: 1 **Ei**

und
ca. 50 g **(Räucher-)Tofu** oder **Hülsenfrüchte, Konserven (Linsen, Bohnen, Erbsen, Kichererbsen, Sojabohnen)** oder **Sojagranulat** oder **mageres Hackfleisch** oder **magerer Schinken** oder **Käse** oder **Quark** oder **Frischkäse**

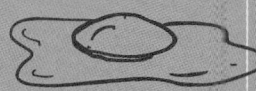

\+

Gemüse/Salat/Obst

200 g **Gemüse**
(Karotten, Gelbe Rüben, Sellerie, Pastinaken, Rote Beten, Zucchini, Kürbis, Paprika, Spinat, Broccoli, Blumenkohl, Rotkohl, Lauch …)
Pilze

und
Kräuter sowie **Gewürze**

\+

Fettquellen

1 EL **hochwertiges Pflanzenöl**
    oder
1 EL **Nüsse/Samen**
(Walnüsse, Mandeln, Cashewkerne, Leinsamen, Sesam, Nussmus, …)

Tofuburger

1 PORTION

- Für die Laibchen Tofu mit der Gabel sehr fein zerdrücken und mit den anderen Zutaten vermischen. Damit die Laibchen zusammenhalten, die Masse mit den Händen gut verkneten und kleine, flache Bratlinge formen. Mit einer der beiden Varianten zubereiten:
- Entweder das Öl in einer Pfanne erhitzen und die Laibchen auf beiden Seiten goldbraun backen,
- oder die Laibchen mit Öl bepinseln, auf ein mit Backpapier belegtes Backblech legen und im vorgeheizten Backofen bei 180 °C ca. 20 Minuten backen.
- Das Vollkornbrötchen halbieren, die untere Hälfte mit Senf bestreichen, darauf Salatblätter, Tofulaibchen, Zwiebelringe, Tomaten- und Gurkenscheiben und nach Geschmack Ketchup schichten. Die zweite Brötchenhälfte darauflegen.

etwas Öl für die Pfanne
1 Vollkornbrötchen
etwas Dijonsenf
2 Salatblätter
3 Zwiebelringe
einige Tomaten- und Gurkenscheiben
1 TL Ketchup

LAIBCHEN:
50 g fester Tofu natur
50 g geräucherter Tofu
1 EL Zwiebel, fein gehackt
1 kleine Knoblauchzehe, fein gehackt
1 EL Sojasauce
1 TL Dijonsenf
1 Prise Muskatnuss, frisch gerieben
1 Karotte, grob geraspelt
1 EL Vollkornpaniermehl (Semmelbrösel)
1 EL Petersilie, fein gehackt
1 EL Öl
Salz, Pfeffer

VARIATIONEN: Statt des Tofus können Sie auch 50 g mageres Hackfleisch und 1 Ei bzw. 50 g Sojagranulat (in Gemüsebrühe eingeweicht) und 1 Ei oder eine Mischung aus Hackfleisch und Sojagranulat mit Ei verwenden.

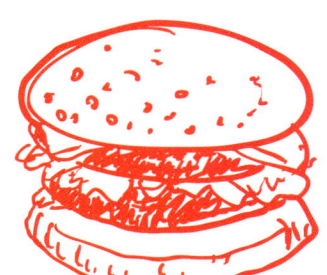

Hauptspeisen

Fisch

Kohlenhydratreiche Lebensmittel

80 g Beilage (roh gewogen) **Bulgur** oder **(Vollkorn-)Couscous** oder **Dinkelreis** oder **Emmerweizen** oder **Zartweizen** oder **Hirse** oder **(Vollkorn-)Nudeln** oder **(Vollkorn-)Reis** oder **parboiled Reis**
   oder
150 g (gekocht gewogen) **Nockerl/Spätzle** oder **Knödel** oder **Gnocchi**
   oder
ca. 200–250 g **Kartoffeln**
   oder
2 Scheiben **(Vollkorn-)Brot**

Eiweißreiche Lebensmittel

120–150 g Fischfilet, ohne Haut (oder nur selten mit Haut)
• heimische Fische
• Bio-Qualität
• mit ASC- bzw. MSC-Siegel
(**Bio-Goldbrasse** aus Aquakultur; **Bio-Garnelen** aus Aquakultur; **Hering**, ASC; **Bio-Karpfen** aus Aquakultur; **atlantischer Lachs**, bio aus Aquakultur oder ASC; **Bachforelle/Regenbogenforelle/Seeforelle**, bio aus Aquakultur oder ASC, heimisch; **Saibling/Seesaibling/Bachsaibling**, bio aus Aquakultur oder ASC, heimisch; **Bio-Wolfsbarsch** aus Aquakultur; **Zander**, MSC)

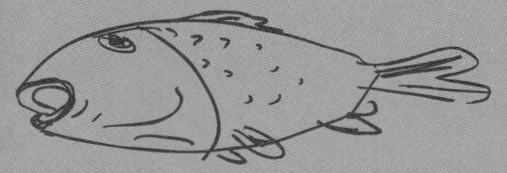

Gemüse/Salat/Obst

250 g Gemüse
Gemüse natur (gekocht, gedämpft)
z. B. mit Kräutern und wenig Salz
   oder
Röstgemüse (bei fertigen Produkten bitte auf den Fettgehalt achten!)
z. B. kurz mit 1 EL Zwiebel in 1 TL Rapsöl scharf anrösten und mit Kräutern und wenig Salz würzen
   oder
Wokgemüse
z. B. mit 1 TL Sonnenblumenöl, Koriander, Ingwer, Knoblauch und Sojasauce anbraten
   oder
Beilagensalat (siehe S. 120)

Fettquellen

hochwertiges Pflanzenöl
1 EL (wenn die Gemüseportion ohne Fett zubereitet wurde)
   oder
1 TL (wenn die Gemüseportion mit Fett zubereitet wurde)

Fischlaibchen

- Zwiebel fein hacken und mit der Knoblauchzehe, den Fischstückchen, dem Ei, den Instanthaferflocken und dem Käse zu einem Teig verkneten. Dabei Salz, Pfeffer und Petersilie nach Geschmack einarbeiten. Den Teig ca. 10 Minuten ziehen lassen.
- Mit feuchten Händen 5 Laibchen formen. Beide Seiten der Laibchen im Paniermehl wenden.
- Laibchen in einer mit Öl ausgepinselten heißen Pfanne von beiden Seiten anbraten.
- Dann bei niedriger Hitze bzw. im Backofen bei 150 °C garen, bis die Laibchen durch sind.

Dazu passen Salzkartoffeln und Salat.

1 kleine Zwiebel
1 Knoblauchzehe, zerdrückt
250 g Fischfilet, klein zerteilt
1 großes Ei
100 g Instanthaferflocken
100 g Käse (z. B. Bierkäse), gerieben
Salz, Pfeffer
Petersilie, gehackt, nach Geschmack
2 EL Vollkornpaniermehl (Vollkornbrösel)
etwas Rapsöl
bei Bedarf etwas Wasser

2 PORTIONEN

Kartoffel-Fisch-Gulasch

- Zwiebeln und Paprika würfeln und im Öl anbraten. Die Kartoffelwürfel dazugeben und ebenfalls mitrösten. Das Tomatenmark zugeben und kurz verrühren. Mit dem Paprikapulver bestäuben und mit der Hälfte der Gemüsebrühe aufgießen. 10 Minuten auf kleiner Flamme köcheln lassen.
- Die Fischfilets würfeln und dazugeben. Mit dem Rest der Brühe aufgießen, mit Majoran nach Geschmack, Salz und Pfeffer würzen.
- So lange auf kleiner Flamme zugedeckt köcheln lassen, bis das Gulasch eine cremige Konsistenz hat. Zwischendurch immer wieder umrühren.
- Mit einem Tupfer saurer Sahne anrichten.

Dazu passt Blattsalat.

2 Zwiebeln
2 grüne Paprikaschoten
2 EL Rapsöl
600 g festkochende Kartoffeln, geschält, Würfeln
1 EL Tomatenmark
2 TL edelsüßes Paprikapulver
1 TL scharfes Paprikapulver
800 ml Gemüsebrühe
600 g Fischfilets
Majoran nach Geschmack
Salz, Pfeffer
1 EL saure Sahne (Sauerrahm)

4 PORTIONEN

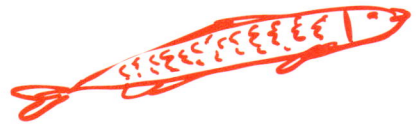

Hauptspeisen

Fleisch

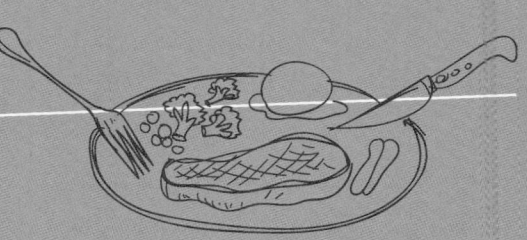

Kohlenhydratreiche Lebensmittel

80 g Beilage (roh gewogen) Bulgur oder **(Vollkorn-)Couscous** oder **Dinkelreis** oder **Emmerweizen** oder **Zartweizen** oder **Hirse** oder **(Vollkorn-)Nudeln** oder **(Vollkorn-)Reis** oder **parboiled Reis**
   oder
150 g (gekocht gewogen) Nockerl/Spätzle oder **Knödel** oder **Gnocchi**
   oder
ca. 200–250 g Kartoffeln
   oder
2 Scheiben (Vollkorn-)Brot

Eiweißreiche Lebensmittel

100–120 g mageres Fleisch, am besten Bio-Qualität
SCHWEIN: Filet (Lungenbraten): im Ganzen, Medaillons, Fondue, Spießchen, Geschnetzeltes; **Hüftteilstück (Schlussbraten):** Braten, Steak, Naturschnitzel, Ragout; **Nuss:** Naturschnitzel, Medaillons, Steak, Braten, Geschnetzeltes, Ragout; **Schale (Kaiserteil):** Naturschnitzel, Rouladen; **dicke Schulter (ohne Schwarte):** Schweinebraten, Rollbraten, Gulasch, Ragout, Geschnetzeltes
RIND/KALB: Filet (Lungenbraten): Steak, Fondue, Geschnetzeltes, Beef Tatare, Carpaccio; **Schulterfilet (mageres Meisel):** Braten, zum Dünsten und Sieden; **Schwanzrolle (weißes Scherzel):** Schnitzel, Rouladen, zum Sieden, zum Spicken und Schmoren; **Hüfte (Hüferscherzel):** Steaks, zum Braten und Kochen; **Nuss:** im Ganzen, Schnitzel, Ragout, Gulasch; **Schale (Kaiserteil):** Schnitzel, Rouladen, zum Braten
GEFLÜGEL OHNE HAUT: Brust/Filet/Prinzessfilet
WILD/LAMM: Filet, Nuss, Schale (Kaiserteil)

Gemüse/Salat/Obst

250 g Gemüse
Gemüse natur (gekocht, gedämpft)
z. B. mit Kräutern und wenig Salz
   oder
Röstgemüse (bei fertigen Produkten bitte auf den Fettgehalt achten!)
z. B. kurz mit 1 EL Zwiebel in 1 TL Rapsöl scharf anrösten und mit Kräutern und wenig Salz würzen
   oder
Wokgemüse
z. B. mit 1 TL Sonnenblumenöl, Koriander, Ingwer, Knoblauch und Sojasauce anbraten
   oder
Beilagensalat (siehe S. 120)

Fettquellen

hochwertiges Pflanzenöl
1 EL (wenn die Gemüseportion ohne Fett zubereitet wurde)
   oder
1 TL (wenn die Gemüseportion mit Fett zubereitet wurde)

Hühnerfiletrouladen

- Die Hühnerfilets der Länge nach in dünne Schnitzel schneiden. Diese mit Salz, Pfeffer und Knoblauchgranulat würzen.
- Die Schnitzel je nach Geschmack mit jeweils ½–1 Sardellenfilet sowie ½–1 getrockneten Tomate belegen. Dann einrollen und mit Zahnstochern feststecken.
- Backofen auf ca. 70–80 °C vorheizen.
- Hühnerfiletsrouladen in einer beschichteten Pfanne in etwas Rapsöl scharf anbraten. Dann auf einem Teller für ca. 10 Minuten zugedeckt in den Backofen geben.
- Auf Tellern anrichten, den entstandenen Fleischsaft zugießen.

Dazu passen bissfest gekochtes oder gedünstetes Gemüse, Salat nach Wahl sowie Vollkorncouscous.

2 Hühnerfilets
Salz, Pfeffer
etwas Knoblauchgranulat
einige eingelegte Sardellen
einige getrocknete Tomaten
2 EL Rapsöl

4 PORTIONEN

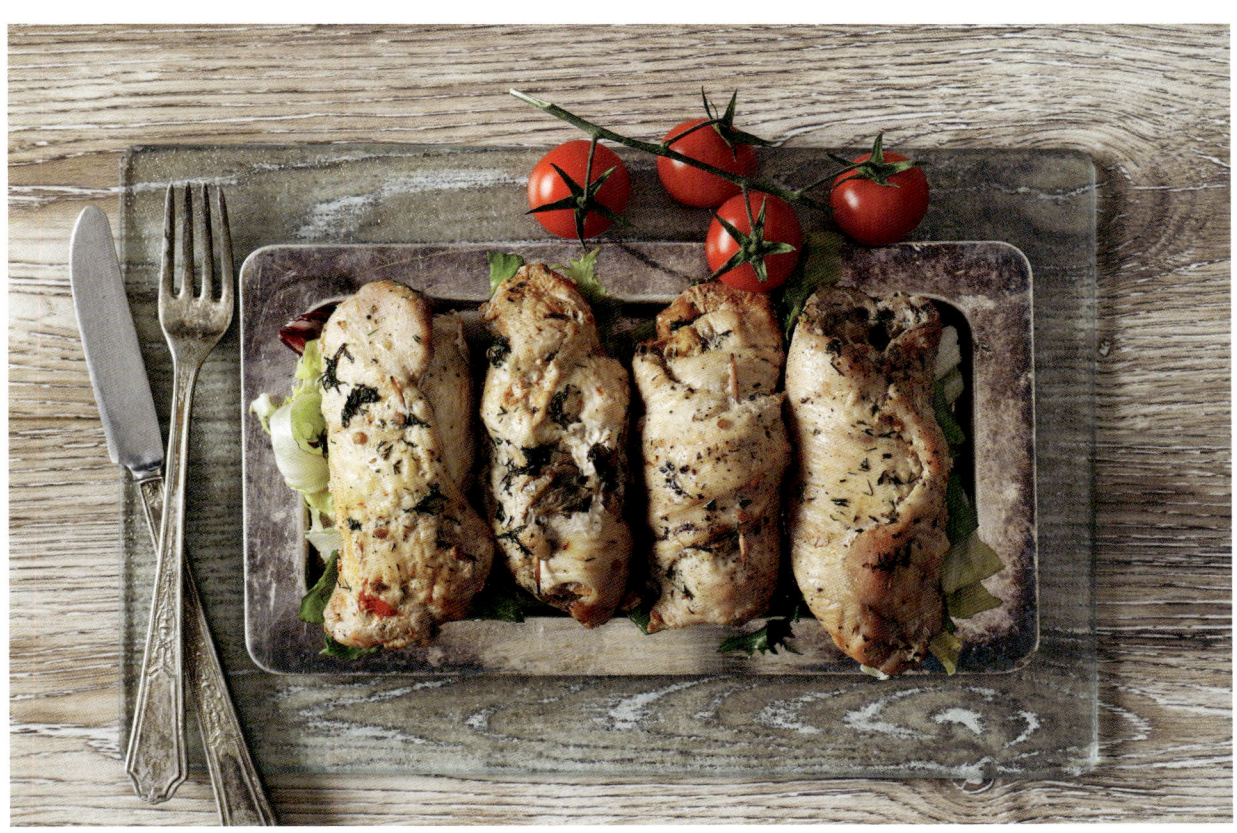

Pikante und süße Muffins

12 STÜCK

Kohlenhydratreiche Lebensmittel

250 g Vollkornmehl
oder
200g Haferflocken

und
bei süßen Muffins:
120 g Zucker/Agavendicksaft/Ahornsirup ...

Eiweißreiche Lebensmittel

2 Eier

und
250 ml Milch (Kuh, Schaf, Ziege ...) oder Naturjoghurt (Kuh, Schaf, Ziege ...) oder **Sauermilch** oder **Buttermilch** oder **Kefir** oder **Sojadrink natur** (mit Kalzium) oder **Sojajoghurt** (natur, mit Kalzium)

und
bei pikanten Muffins:
100–150 g magerer **Schinken** oder **Käse** oder **Räucherfische** (Alpenlachs, Forelle, Saibling ...)

Fettquellen

40–60 g **Pflanzenöl** oder **Butter**

und nach Geschmack:
100 g **Walnüsse** oder **Mandeln** oder **Haselnüsse** oder **Mohn** oder **Trockenfrüchte**

und nach Geschmack:
Kakaopulver (ungesüßt) oder **Kastanienmus** oder **Kokosraspel** oder **Schokotröpfchen** oder **Vanille** oder **Zimt** oder ...

Obst/Gemüse

bis zu 200 g Obst, klein geschnitten
und/oder
Gemüse, fein gerieben

Backtriebmittel/Gewürze

½ TL Natron
2 TL Weinsteinbackpulver
1 Prise Salz

Muffins mit Blauschimmelkäse und Spinat

- Backofen auf 200 °C vorheizen.
- Muffinförmchen vorbereiten und bei Bedarf mit wenig Fett bestreichen.
- Die trockenen Zutaten (Zutatenliste bis inklusive Backpulver) vermischen.
- Die ganzen Eier verquirlen und die flüssigen Zutaten einrühren.
- Trockene und flüssige Zutaten zügig verrühren, in die Förmchen füllen und ca. 20 Minuten backen (die Muffins sollen auf Fingerdruck leicht nachgeben).

Die Muffins kann man gut einfrieren.

ev. Fett für die Förmchen
250 g Vollkornmehl
50 g Walnusshälften
Salz, Pfeffer
1 Prise Muskatnuss, frisch gerieben
2 TL Backpulver
2 Eier
250 g Milch
100 g Blauschimmelkäse, fein zerbröselt
200 g Tiefkühl-Spinat, aufgetaut, klein gehackt
4 EL Öl

12 STÜCK

12 STÜCK

Schnelle Frühstücksmuffins

- Backofen auf 160 °C Umluft vorheizen.
- Muffinförmchen vorbereiten und bei Bedarf mit wenig Fett bestreichen.
- Bananen mit der Gabel zerdrücken und mit dem Sojadrink vermischen. Leinsamen mit 4 EL kaltem Wasser verrühren und dazugeben. Feste Zutaten unterrühren.
- Mischung in Muffinförmchen füllen und ca. 25 Minuten backen.

Genießen Sie 1 Stück zum Frühstück mit ½–1 Handvoll Obst und 250 g Naturjoghurt oder Natursojajoghurt.

ev. Fett für die Förmchen
4 reife Bananen
100 ml ungesüßter Sojadrink
2 EL Leinsamen, geschrotet
100 g feine Haferflocken
100 g grobe Haferflocken
100 g Haselnüsse, gemahlen
2 TL Weinsteinbackpulver
Kakaopulver und Zimt nach Geschmack

Süße Snacks

Snacks erfüllen nicht immer den Anspruch einer ausgewogenen Mahlzeit. Genießen Sie sie, aber selten. Wenn Sie Gusto auf Süßes haben, sind diese kleinen Desserts nach einer ausgewogenen Mahlzeit zu empfehlen.

Mandel-Bananen-Drink

½ reife Banane
200 ml ungesüßter Mandeldrink
Zimt und Kakaopulver nach Beliebent

Alle Zutaten in den Blender oder Smoothiemaker geben und durchmixen.

1 PORTION

Schneller Muntermachershake

150 ml Kefir
50 ml Orangensaft
1 EL Leinsamen, geschrotet

Alle Zutaten in den Blender oder Smoothiemaker geben und durchmixen.

1 PORTION

Desserts und Süßes

Ein Dessert ist das beste Beispiel für Genuss. Achten Sie auf eine kleine Portionsgröße dafür umso mehr auf das Geschmackserlebnis und die Freude.

Bananenbrot

- Backofen auf 160 °C Umluft vorheizen.
- Das Mehl mit dem Backpulver vermischen.
- Die Bananen zerdrücken und mit dem Schneebesen schaumig schlagen. Sojadrink unterrühren, Vanillepulver und Zimt nach Geschmack dazugeben. Mit dem Mehl und den Leinsamen verrühren.
- Die Schokolade hacken und unterheben.
- Den Teig in eine Kastenform füllen und ca. 50 Minuten backen.

200 g Dinkelvollkornmehl
½ Pkg. Weinsteinbackpulver
4 überreife Bananen
200 ml ungesüßter Sojadrink
Vanillepulver und Zimt nach Geschmack
2 EL Leinsamen, geschrotet
100 g Bitterschokolade

10 PORTIONEN

Gebratener Pfirsich mit Portwein-Vanille-Sauce und Vanilleeis

- Die Pfirsiche mit kochendem Wasser blanchieren und danach die Haut abziehen. Die Früchte halbieren, die Kerne entfernen.
- Vanilleschote der Länge nach aufschneiden und das Mark auskratzen. Butter in einer tiefen Pfanne zerlassen und den Zucker darin schmelzen lassen. Pfirsiche mit der Schnittfläche nach unten in die Pfanne einlegen. Nach ca. 1 Minute Zitronensaft, Portwein, Vanillemark und -schote dazugeben und ca. 5 Minuten köcheln lassen.
- Pfirsiche mit der Schnittseite nach oben auf Tellern anrichten. Die Sauce noch etwas einköcheln lassen. Dann die Pfirsiche mit der Sauce untergießen und mit einer kleinen Kugel Vanilleeis servieren.

4 PORTIONEN

4 Pfirsiche
1 Vanilleschote
1 EL Butter
1–2 EL Zucker
ca. 2 EL Zitronensaft
100 ml weißer Portwein (ev. auch Sherry)
4 kleine Kugeln Vanilleeis

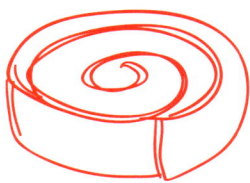

Schokokuchen mit Apfelmus

- Den Backofen auf 175 °C Umluft vorheizen.
- Eier und Zucker einige Minuten schaumig schlagen (wenn keine Eier verwendet werden, Zucker im nächsten Schritt mitverarbeiten).
- Mandeln, Vollkornmehl, Natron, Weinsteinbackpulver, Salz, Zimt und Rohkakao gut miteinander vermischen.
- Mehlmischung und Apfelmus (und gegebenenfalls Ei-Zucker-Mischung) gut vermengen.
- Den Teig auf ein mit Backpapier belegtes Backblech geben und ca. 25–30 Minuten backen. Nach dem Backen auskühlen lassen, dann in Stücke schneiden.

10 PORTIONEN

3 Eier (kann man auch weglassen)
130 g Zucker, Honig oder Ahorn- bzw. Agavensirup
200 g Mandeln oder andere Nüsse, gerieben
130 g Dinkel- oder Weizen-Vollkornmehl
¾ TL Natron
2 TL Weinsteinbackpulver
1 Prise Salz
1 TL Zimt
4 EL Rohkakao
350 g ungesüßtes Apfelmus

SNACKS UND DESSERTS

Süße Strudel

8 PORTIONEN

Kohlenhydratreiche Lebensmittel

Basis: 2 gezogene (Vollkorn-)Strudelblätter

und bei Bedarf
3–6 EL Vollkornpaniermehl

Eiweißreiche Lebensmittel

3 EL Milch zum Bestreichen

und bei Bedarf
500 g Quark + 2 Eigelb

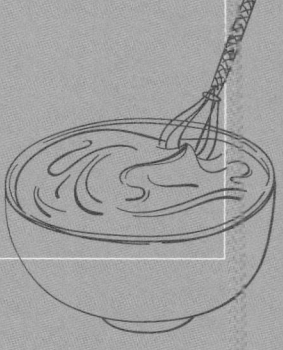

Obst

500 g Obst

und
Zimt/Vanille/Nelken

Fettquellen

5 EL Nüsse/Samen, gehackt oder gerieben (**Walnüsse** oder **Mandeln** oder **Cashewkerne** oder **Leinsamen** oder **Sesam** oder **Esskastanien** oder …)

> Auch süße Strudel sind keine vollwertige Mahlzeit. Sie können aber solche Speisen genießen, wenn Sie Appetit darauf haben. Achten Sie dabei auf die Portionsgröße.

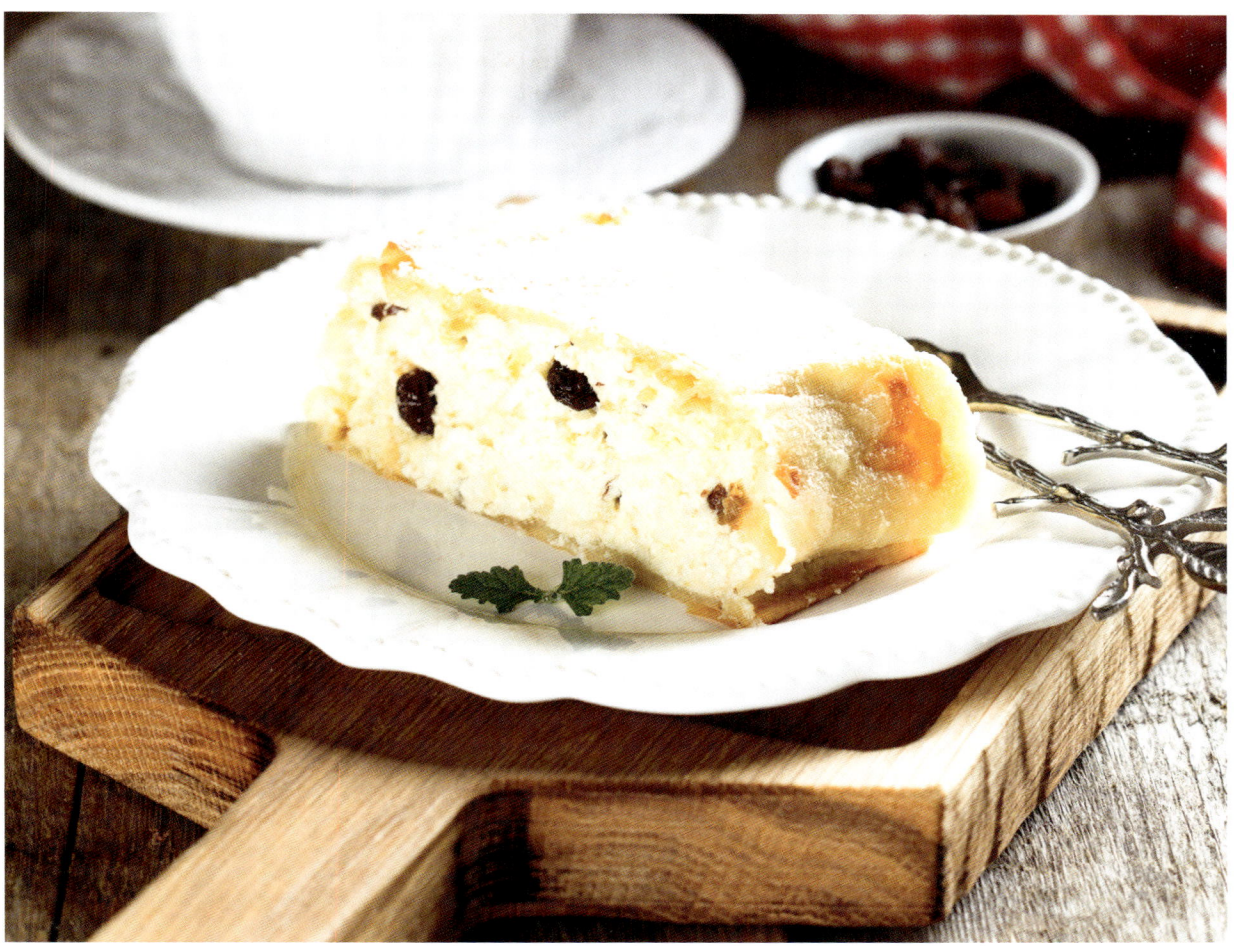

Quarkstrudel

- Backofen auf 180 °C vorheizen.
- Quark mit Eigelb, Vanillezucker, Zitronenzesten, Zucker und Rosinen verrühren. Ein Backblech mit Backpapier auslegen.
- 2 Strudelblätter übereinanderlegen.
- Die Quarkmasse auf dem Teig verteilen. Teig an den Enden einschlagen und zusammenrollen. Den Strudel auf das Blech legen, mit Milch bestreichen und ca. 30 Minuten backen.

500 g Magerquark (Magertopfen)
2 Eigelb
1 Pkg. Vanillezucker
1 TL Zitronenzesten
Zucker und Rosinen nach Geschmack
2 Vollkornstrudelblätter
3 EL Milch zum Bestreichen

8 PORTIONEN

Die Abnehm-Docs

Ihre Ansprechpartner und Autoren dieses Buches

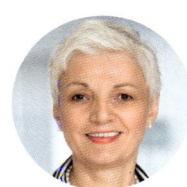

EVA MARIA BERGER, Mag.ª, studierte Jus und ließ sich zur Psychotherapeutin bei der Gesellschaft für Logotherapie und Existenzanalyse (GLE) und existenzanalytische Traumatherapieausbildung nach Luise Reddemann ausbilden. Seit 2008 ist sie als Psychotherapeutin in freier Praxis in Wien und seit 2015 im Barmherzige Schwestern Krankenhaus Wien tätig. Sie ist Mitbegründerin und Therapeutin des konservativen Abnehmprogramms »Coping School« im Barmherzige Schwestern Krankenhaus.

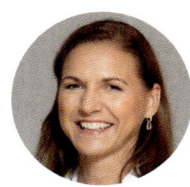

BRIGITTE ERLACHER, Dr.in, ist Allgemeinmedizinerin, Fachärztin für Innere Medizin und Ernährungsmedizinerin. Sie leitet die konservative Adipositas Ambulanz, die Diabetes Ambulanz und die »Coping School« für Adipositas im Barmherzige Schwestern Krankenhaus Wien. Sie ist Mitglied der Österreichischen Adipositas Gesellschaft und der Diabetesgesellschaft sowie der Deutschen Gesellschaft für Innere Medizin (DGIM).

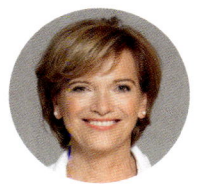

INGRID HEILLER, Prim.ª Dr.in, ist Fachärztin für physikalische Medizin und allgemeine Rehabilitation, Leiterin der Physikalischen Medizin im Barmherzige Schwestern Krankenhaus Wien und im Orthopädischen Spital Speising (beide Vinzenz Gruppe). Sie ist Sportärztin und zeichnet verantwortlich für das Bewegungsprogramm der Coping School. Sie ist Mitglied der European Society of Physical & Rehabilitation Medicine und war langjähriges Vorstandsmitglied im Berufsverband der Fachärzte für Physikalische Medizin.

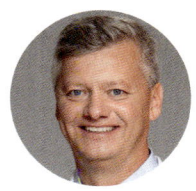

ALEXANDER KLAUS, Prim. Univ.-Prof. Mag. Dr., FACS (Fellow of the American College of Surgeons), ist Facharzt für Allgemein- und Viszeralchirurgie, Vorstand der Abteilung für Allgemein- und Viszeralchirurgie, Ärztlicher Direktor des Barmherzige Schwestern Krankenhauses Wien. Er gründete und baute das Adipositas-Zentrums am Barmherzige Schwestern Krankenhaus Wien auf, ist Vorstandsmitglied der International Society of Digestive Surgery, Past President der Österreichischen Gesellschaft für Minimalinvasive Chirurgie sowie Mitglied der Österreichischen Gesellschaft für Chirurgie.

ANNA MOOR, BEd MSc nutr. med., hat ihre Ausbildung an der Akademie für den Diätdienst und ernährungsmedizinischen Beratungsdienst am AKH Wien absolviert. Danach Weiterbildung Diabetesberatung für Diätologinnen und Masterstudium für Angewandte Ernährungsmedizin an der Medizinischen Universität Graz. Sie ist Diätologin bei »sowhat« Kompetenzzentrum für Menschen mit Essstörungen und betreibt seit 2011 eine eigene diätologische Praxis. Fachliche Schwerpunkte: Diätologische Betreuung vor und nach adipositaschirurgischen Eingriffen, Diabetesberatung und -schulung, Ernährungstherapie bei Fehlernährung, Störungen im Ernährungsverhalten, Essstörungen bei Kindern, Jugendlichen und Erwachsenen. Spezialisierung: vegane Ernährung

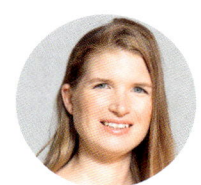

CHRISTINE TRETTER, Prim.ª Dr.^{in}. studierte Medizin in Wien, war zehn Jahre an der Universitätsklinik für Psychiatrie und Evaluationsforschung tätig mit Forschungsschwerpunkten bipolare Erkrankungen, Aggression und Selbstverletzung, Suchterkrankungen. Nach Auslandsaufenthalten unter anderem in Deutschland war sie von 2013 bis Herbst 2018 ärztliche Direktorin der Origo-Gesundheitszentren. Publikationen und Vorträge zu den Themen Psyche und Ernährung, Ernährungsökologie, Essstörungen ect. Mitgliedschaften in div. Internationalen Gesellschaften, u.a. in der Deutschen Gesellschaft für Humanökologie (DGH)

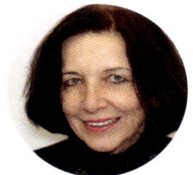

BETTINA TSCHINDER, ist Diätologin und studierte an der Akademie für den Diätdienst und ernährungsmedizinischen Beratungsdienst am AKH Wien. Sie ist seit 2007 am Barmherzige Schwestern Krankenhaus Wien mit den Schwerpunkten Gastroenterologie, Chirurgie, Psychosomatik, Stoffwechselerkrankungen, Onkologie Ernährungstherapien, Bandendkontrolle, Speiseplanentwicklung tätig. 2015 gestaltete sie das Konzept der »Coping School« mit und ist seither mit der Betreuung des Therapieprogrammes betraut.

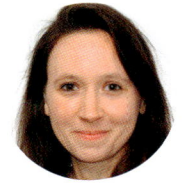

RENATE WOCHNER-BAUER ist Psychotherapeutin für integrative Therapie und Coach mit Schwerpunkt Work-Life-Balance (CIP-Academy München). Ausbildung in Prozess- und Embodimentfokussierter Psychologie (PEP) bei Dr. M. Bohne. Selbstständig in freier Praxis Wien und Neulengbach und seit 2016 im Barmherzige Schwestern Krankenhaus Wien tätig. Mitarbeit und Weiterentwicklung der »Coping School«, Therapeutin und Trainerin für Selbstwert- und Selbstwirksamkeit.

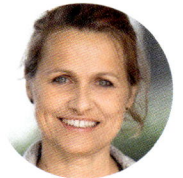

Quellen und weiterführende Literatur

EUROPÄISCHE UNION: Climate Action/EU – Klimapolitik. ec.europa.eu/clima/citizens/eu_de (2018)

FONDS GESUNDES ÖSTERREICH: https://www.bmgf.gv.at/cms/…/oe_empfehlung_gesundheitswirksamebewegung.pdf

GLAESER, Bernhard: Humanökologie. Westdeutscher Verlag, Opladen (1989)

HARRIS, James Arthur/**BENEDICT**, Francis Gano; A biometric study of basal metabolism in man. Washington D.C. Carnegie Institute of Washington. (1919)

HOFFMANN, Ingrid/**SCHNEIDER**, Katja/**LEITZMANN**, Claus (Hg.): Ernährungsökologie. Oekom, München (2011)

INTERNATIONAL PANEL FOR CLIMATE CHANGE (IPCC): Climate Change 2013: The Physical Science Basis. http://www.ipcc.ch/report/ar5/wg1/ (2018)

LATIF, Mojib: Klima, Fischer, Frankfurt (2015)

LAZARUS, Richard S./**FOLKMAN**, Susan: Stress, Appraisal and Coping, Springer Publishing Company, New York (1984)

LEITZMANN, Carl/**VON KOERBER**, Karl W./**MÄNNLE**, Thomas.: Vollwert-Ernährung: Konzeption einer zeitgemäßen und nachhaltigen Ernährung. Haug, Stuttgart (2012)

MAILLARD, Florie/**PEREIRA**, Bruno/**BOISSEAU** Nathalie: Effect of High-Intensity Interval Training on Total, Abdominal and Visceral Fat Mass – A meta-analysis Sports Med. Springer Publishing Company, New York (2018)

NENTWIG, Wolfgang: Humanökologie. Springer, Berlin (2005)

OBERRITTER, Helmut: Deutsche Gesellschaft für Ernährung (DGE): Fleischkonsum – Gesundheit – Nachhaltigkeit. Die Position der Deutschen Gesellschaft für Ernährung. https://www.bfn.de/fileadmin/MDB/documents/ina/vortraege/2013/2013-nachhaltige-LebensstileIII_Oberritter.pdf (2018).

PUDEL, Volker/**WESTENHÖFER**, Joachim: Ernährungspsychologie – Eine Einführung. Hogrefe, Göttingen (2003)